HIRNFIT BIS 100

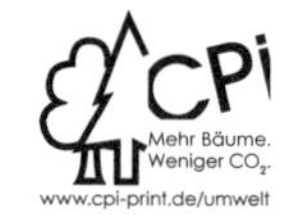

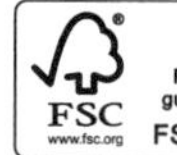

Johannes Huber
Elisabeth Gürtler:

Hirnfit bis 100

www.edition-a.at

Cover: Bastian Welzer
Satz: Bastian Welzer

Gesetzt in der Ingeborg
Gedruckt in Deutschland

1 2 3 4 5 — 28 27 26 25

ISBN: 978-3-99001-816-3

JOHANNES HUBER
ELISABETH GÜRTLER

HIRNFIT BIS 100

Der 14-Punkte-Plan

edition a

INHALT

Was Sie erwartet

Etwa zur Jahrtausendwende war es, als ich das sogenannte Dinner-Cancelling als Anti-Aging-Methode für meine Patientinnen beschrieb. Der Begriff war damals gerade in den USA aufgetaucht und ich bemühte mich, dieses medizinisch wertvolle Konzept, das wir heute als Intervallfasten (1) kennen, auch in Österreich und Deutschland möglichst vielen Menschen zugänglich zu machen.

Seinen großen Durchbruch erlebte es 2016, als der japanische Wissenschaftler Yoshinori Ōhsumi den Nobelpreis für seine Erforschung der Autophagie erhielt: also jenes biologische Prinzip, das die Wirkung des Dinner-Cancellings und des Intervallfastens begründet. Wenn wir abends nichts mehr essen, kommt während des Schlafs ein Selbstreinigungsprozess unserer Zellen in Gang (2).

Die Anti-Aging-Revolutionen

Jetzt – neun Jahre und vermutlich viele Millionen Versuche der abendlichen Nahrungskarenz später – haben im Bereich des Anti-Agings gleich mehrere Revolutionen stattgefunden. Heute reden wir nicht mehr von »Anti-Aging«, sondern von »Longevity«, womit die Suche nach dem Jungbrunnen endgültig im Mainstream angekommen ist. Das ist auch gut so. Denn so lange wie möglich zu leben und dabei im Idealfall bis zuletzt gesund zu bleiben, ist etwas Wunderbares, auf das nicht nur eine Elite, die es sich leisten kann, sondern jeder Mensch Anspruch haben sollte.

Altern ist kein Schicksal mehr

Früher – auch in meiner Jugend und noch lange danach – galt Altern als schicksalhaft. Heute verstehen Forscher und Ärzte die Mechanismen hinter der Zellalterung immer besser und lernen, ihn zu beeinflussen.

Dies tun sie längst nicht mehr nur mit persönlich herausfordernden Empfehlungen wie dem Intervallfasten. Senolytische Medikamente wie Metformin (3) und Rapamycin (4) und Wirkstoffe wie Spermidin (5), das die Autophagie – die Selbstreinigungskraft des Organismus – nützt, entfernen alte, nicht mehr funktionierende Zellen und machen Platz für neue. Stammzelltherapien helfen dem Körper, sich selbst zu erneuern, und innovative Methoden, geschädigte DNA (Desoxyribonukleinsäure) zu reparieren, sind in Entwicklung.

Warum werden einige Menschen ohne große gesundheitliche Probleme mehr als hundert Jahre alt? Forscher entschlüsseln gerade, welche Gene diesen Vorteil bringen und wie sich das Wissen darüber für alle Menschen nutzen lässt.

Gleichzeitig revolutioniert künstliche Intelligenz die Medizin. Algorithmen analysieren Gesundheitsdaten und erkennen frühzeitig Anzeichen von Alterungsprozessen. Individualisierte Therapien ermöglichen maßgeschneiderte Anti-Aging-Programme. Die Biotechnologie entwickelt neue Wirkstoffe, die Alterserscheinungen verzögern, und Forscher arbeiten längst daran, das Altern nicht mehr nur zu verlangsamen, sondern sogar umzukehren. Laut einer *Spiegel*-Dokumentation investierten Amazon und Google je 13 und Microsoft 12 Milliarden US-Dollar in diese Forschungen.

Das Damokles-Schwert der Demenz

Unweigerlich brachte mich auch die Frauenheilkunde mit dem Thema Demenz und Demenzvorbeugung in Berührung. Denn was, wenn wir es zwar schaffen, unseren Körper viel länger als je zuvor gesund und fit zu halten, unser Gehirn aber nicht mitmacht und womöglich sogar schneller altert und mehr degenerative Krankheiten entwickelt als bisher?

Tatsächlich nimmt die Zahl der Demenzerkrankungen auch unabhängig von der steigenden Lebenserwartung zu. Faktoren wie ungesunde Ernährung, Bewegungsmangel, chronischer Stress, Umweltgifte und zunehmende Zivilisationskrankheiten wie Diabetes und Bluthochdruck spielen dabei eine zentrale Rolle. Zudem gibt es Hinweise darauf, dass moderne Lebensgewohnheiten – einschließlich Schlafmangel und steigender Luftverschmutzung – das Risiko, an

Alzheimer oder anderen Formen der Demenz zu erkranken, erhöhen.

Frauen sind besonders betroffen

Die Gynäkologie stellt das vor eine ganz besondere Herausforderung. Denn sie muss zur Kenntnis nehmen, dass Demenz Frauen häufiger betrifft als Männer.

Schon in der Altersgruppe der 65- bis 69-Jährigen erhalten 0,7 Prozent der Frauen die bedrückende Diagnose, während es bei den Männern 0,6 Prozent sind. Mit zunehmendem Alter wächst der Unterschied deutlich. Bei den 85- bis 89-Jährigen sind 14,2 Prozent der Frauen betroffen, bei den Männern 8,8 Prozent.

Wissenschaftler suchen nach Erklärungen. Frauen werden älter als Männer und mit zunehmendem Alter steigt das Demenzrisiko, aber das ist nicht die einzige Ursache. Hormone, genetische Faktoren und der Lebensstil dürften mitverantwortlich sein.

So etwa verändert sich der weibliche Hormonhaushalt in den Wechseljahren stark. Das Östrogen, das unter anderem eine Schutzfunktion für das Gehirn erfüllt, zieht sich zurück, weshalb Frauen nach den Wechseljahren schneller als davor kognitive Fähigkeiten verlieren können (6).

Auch der unterschiedliche genetische Bauplan von Frauen trägt zu ihrer vergleichsweise höheren Anfälligkeit für Demenz bei (7), ebenso wie die spezifische Struktur des weiblichen Gehirns.

Die aktuelle Seniorinnengeneration bezahlt zudem für die lange soziale Ungleichbehandlung von Frauen. Denn sie hatten in jungen Jahren weniger Zugang zu Bildung als Männer: Bildung schützt vor Demenz, weil ein gut trainiertes Gehirn Schäden länger ausgleichen kann.

Vorbild Elisabeth Gürtler-Mauthner

Frauen sollten jedenfalls besonders früh beginnen, auf ihre Gehirngesundheit zu achten. Dabei fällt mir immer wieder eine besondere Frau als Vorbild ein, die ich seit Jahrzehnten kenne und schätze und mit der ich auf vielfältige Weise zusammenarbeite. Elisabeth Gürtler-Mauthner (im Folgenden kurz »Elisabeth Gürtler«), in Wien bekannt als langjährige Chefin des berühmten Hotels Sacher, ist zum Beispiel eine der wenigen Frauen, die genug Disziplin aufbringt, um das Dinner-Cancelling tatsächlich langfristig durchzuhalten.

Mit dem, was diese Frau nicht nur als Sacher-Chefin, sondern auch als Organisatorin des Wiener Opernballs, Vizestaatsmeisterin im Dressurreiten und Co-Geschäftsführerin der Spanischen Hofreitschule geleistet hat, hätte sie sich längst zur Ruhe setzen können. Stattdessen übernahm sie, nachdem sie mit 65 Jahren das Wiener Sacher an die nächste Generation übergab, ein Resort im Tiroler Seefeld, wo sie ihre Kindheit verbracht hatte. Jetzt ist es unter dem Namen Alpin Resort Sacher bekannt, und Gürtler, der ihre inzwischen 75 Jahre wirklich niemand ansehen würde, lässt es nicht bei dem Erfolg des Hauses im Tourismus bewenden.

Academy für Anti-Aging und Demenzprophylaxe

Womit wir wieder bei den Themen Anti-Aging, Longevity und Gehirngesundheit sind. Denn Gürtler hat, während dieses Buch entsteht, in ihrem Resort die *Sacher Academy for Better Aging* eröffnet.

Ein zentrales Angebot dieser Academy, die dem großen Namen Sacher gerecht zu werden hat, ist ihr Longevity-Programm mit Gesundheitscheck, Ernährungskorrektur, Bewegungsangeboten, Kältekammer oder Höhenluft-Behandlung.

Was zunächst wie die »Speisekarte« einer Schönheitsklinik klingt, ist tatsächlich ein hoch entwickeltes Longevity-Angebot, das aktuelle medizinische Erkenntnisse widerspiegelt. Die Intervall-Hypoxie-Hyperoxie-Therapie zum Beispiel ist eine innovative Sauerstofftherapie, die auf einem Wechsel zwischen Sauerstoffmangel (Hypoxie) und Sauerstoffüberschuss (Hyperoxie) basiert. Sie simuliert die Effekte von Höhenluft, verbessert die Zellgesundheit und den Energiestoffwechsel und verlangsamt den Alterungsprozess. Entstanden in den 1960er- und 1970er-Jahren, entwickelte sich die Technik immer weiter, weshalb sie sich nun präzise, effektiv und individuell anwenden lässt. Der Einsatz von Kälte im Anti-Aging, wie ihn die Academy anbietet, hat erst jüngst eine breitere Öffentlichkeit zu interessieren begonnen.

Der Schatten über dem Anti-Aging

Als sich die Idee einer Academy entwickelte, war zwangsläufig auch die Demenzprophylaxe ein Thema. Schließlich sind neurodegenerative Erkrankungen die großen Spielverderber der medizinischen Entwicklungen im modernen Konzept Longevity. Sie sind der Schatten, der zäh und beharrlich über allem liegt.

Kaum jemand über fünfzig Jahren kann sich dem Thema ganz entziehen. Wir beobachten die Leistungsentwicklung unseres Gehirns, das sich auf ganz natürliche und im Normalfall völlig harmlose Art ein Leben lang verändert. Doch jeder Name, der uns nicht gleich einfällt, und jedes Gesicht, das wir nicht prompt zuordnen können, machen uns nervös. Ist es schon so weit und was tue ich, wenn es richtig schlimm wird? Das geht uns dann durch den Kopf.

Minus 850 Kalorien in drei Minuten

Elisabeth Gürtler gestand mir schon vor Längerem, dass auch sie solche Gedanken hegt. Da sie eine Frau der Tat ist, ließ sie es nie bei dumpfen Sorgen bewenden. Vielmehr blieb sie umso disziplinierter bei ihren spartanischen Ernährungs- und ihren ambitionierten Bewegungsplänen und ließ ihre Überlegungen zur Demenzvorsorge in die Gestaltung ihrer Academy einfließen.

Ein sehr persönliches Buch

Schließlich entstand die Idee, gemeinsam dieses Buch zu schreiben, zu dem ich noch einige Worte vorausschicken möchte. Es ist kein medizinisches Standardwerk über Demenzvorbeugung, sondern ein sehr persönliches Buch. Wir versuchen, darin besonders wirkungsvolle und einfach umzusetzende Maßnahmen zu erklären, von denen einige sogar Spaß machen können. Wann zum Beispiel haben Sie zuletzt versucht, ohne Navi mit dem Auto auf Urlaub zu fahren? Was sich im Jahr 2025 wie eine Unmöglichkeit anhört, entpuppt sich rasch als spannendes Abenteuer und bringt aktuellen Studien zufolge viel.

Vor allem soll dieses Buch ein Motivationsbuch sein. So viele Menschen haben Angst vor Demenz und tun doch nichts dagegen. Wir wollen Ihnen zeigen, wie einfach das Vorbeugen sein kann und dass es in seiner besten Form nicht nur unsere geistige Fitness stärkt, sondern vieles in unserem Leben verbessert.

Was die großen Verursacher von Demenzerkrankungen sind, ist hinlänglich bekannt, viel besprochen und bedarf keiner weiteren Erklärung mehr, auch nicht in diesem Buch. Trotzdem seien sie hier noch einmal genannt: Schlechte Ernährung gehört dazu, Bewegungsmangel, Übergewicht, Rauchen, überhöhter Alkoholkonsum, soziale Isolation, geistige Inaktivität und ständiger Stress. Dazu kommen chronische Entzündungen und Umweltgifte. Wer sich in seinem Lebenswandel von diesen üblichen und hier ganz zu Recht Verdächtigen fernhält, tut schon sehr viel, um sein Demenzrisiko zu senken.

Und dennoch: Da sind immer wieder diese Menschen in unserer Umgebung, die scheinbar auch den richtigen Lebensstil geführt haben und die dennoch geistig immer fragiler und sozial schließlich unsichtbar werden. Menschen, von denen wir dann nur noch zweimal hören. Einmal, wenn ihre Diagnose Demenz definitiv bestätigt ist, und einmal, wenn sie verstorben sind.

Was also tun, damit wir uns möglichst lange unserer geistigen Frische erfreuen können und nicht jedes Mal gleich in Panik geraten müssen, wenn unser Gehirn die eine oder andere ganz normale Veränderung zeigt? Damit wir uns über solche Veränderungen vielleicht sogar freuen können, weil ein gesundes Gehirn im Alter ja auch neue Stärken entwickelt, etwa eine bessere emotionale Intelligenz, mehr Gelassenheit, eine bessere Mustererkennung und so etwas wie Weisheit?

Elisabeth Gürtler und ich machen Ihnen dafür einige Vorschläge, die wie gesagt keinen Anspruch auf

Vollständigkeit erheben, die wir aus unseren eigenen Beobachtungen und Erfahrungen geschöpft haben und von denen wir dennoch sicher sind, dass sie wirken. Wählen Sie davon aus, was in Ihr Leben passt. Wenn es nur zwei oder drei sind, haben Sie schon viel erreicht.

In diesem Sinne wünsche ich Ihnen eine inspirierende Lektüre!

Prof. DDr. Johannes Huber
Mai 2025

»Ich gebe zu, ich habe Angst vor Demenz«

In unser aller Leben kommt der Punkt, an dem wir uns fragen, ob das noch normal oder schon Demenz ist. Wie gehen wir damit um? Und wie lautet die Antwort auf diese Frage?

Elisabeth Gürtler erzählt. Vor einer Weile wollte ich zwei Bekannte einander vorstellen. Ich nannte den Namen des einen und während ich mich dem anderen zuwandte, fiel mir sein Name nicht mehr ein. Einfach weg. Peinlich. Schließlich kannte ich beide schon seit Langem. Mein Gehirn hatte mir zum ersten Mal einen Streich gespielt und wer das auch schon erlebt hat, weiß: Das fühlt sich an wie ein Vertrauensbruch. Danach ist das Verhältnis zwischen uns und unserem Gehirn nicht mehr das gleiche.

Es ist von nun an nicht mehr selbstverständlich, dass unser Gehirn funktioniert und zum richtigen Zeitpunkt automatisch das Richtige tut. Davor ist uns gar nicht bewusst, wie sehr wir unser Gehirn brauchen. Doch nach so einem Erlebnis ist es auf einmal da. Ein Organ wie andere Organe auch, nur wichtiger. Der Chef der Organe sozusagen, weil ohne Gehirn im Körper so gut wie gar nichts funktioniert. Nun fangen wir an, es zu beobachten. Wird es uns wieder im Stich lassen? Mit der Zeit vielleicht häufiger? Was kommt als nächstes?

Das Gefühl der Machtlosigkeit

Tatsächlich hat mich mein Gehirn inzwischen öfter auf diese oder ähnliche Weise im Stich gelassen. Wenn andere es bemerken, ist es mir jedes Mal schrecklich unangenehm. Dann ist da immer auch dieses Gefühl der Machtlosigkeit. Ich bin frustriert und ärgere mich über mich selbst. Erst nachts im Bett fällt mir der Name – oder was auch immer es war – wieder ein.

Ich suche auch ständig mein Handy, mein schwarzes Notizbuch oder meine Schlüssel. Ich suche und suche, was mich wahnsinnig macht. Das habe ich früher auch schon getan, aber seit mein Gehirn mich manchmal im Stich lässt, beunruhigt mich das.

Was ist das? Das frage ich mich jedes Mal, manchmal dringlicher, manchmal nur so am Rande. Ist das schon beginnende Demenz? Oder stimmt es, was meine Freunde dann beruhigend sagen? Dass es nur passiert, weil ich so vieles im Kopf habe?

Ein Problem, das bleibt

Inzwischen sind drei oder vier Jahre vergangen, seit es angefangen hat, und ich bin ziemlich sicher, dass es nicht wieder aufhört. Es wurde auch schon bisher eher schlechter als besser. Gleich zu Beginn absolvierte ich einen dieser Tests, mit denen sich genetisch bedingt erhöhte Krankheitsrisiken ermitteln lassen.

Der Test war in Sachen Demenz und Alzheimer negativ, was für mich aber wenig änderte. Das Problem blieb und beschäftigte mich weiter.

Es gibt verschiedene Gentests zur Abklärung genetischer Prädispositionen für Alzheimer und andere neurodegenerative Erkrankungen. Diese Tests analysieren das Erbgut auf spezifische genetische Varianten, die das Krankheitsrisiko beeinflussen können. So etwa auf die Gen-Variante APOE-ε4, die mit einer höheren Wahrscheinlichkeit für eine spätere Erkrankung assoziiert wird. Spezialisierte Labors gewinnen die Proben meist aus Speichel und werten sie mittels DNA-Sequenzierung oder Genotypisierung aus.

Neben reinen APOE-Tests gibt es umfassendere polygenetische Risikotests, die mehrere genetische Marker kombinieren, um ein detaillierteres Risikoprofil für ein breites Spektrum an Krankheiten zu erstellen. Da genetische Veranlagung nicht zwangsläufig zu einer Erkrankung führt, empfiehlt es sich, bei der Auswertung jeweils einen Arzt beizuziehen.

Ich gebe zu, ich habe Angst, an Demenz zu erkranken. Dass viele Menschen diese Angst haben, macht es nicht besser. Ich will diesen Gedächtnisabbau aufhalten, egal wie. Ich will geistig fit bleiben. Im Grunde ist das von allen Dingen das Wichtigste. Denn was bleibt von uns, wenn unser Gehirn nicht mehr funktioniert?

Wenn es einen Test für psychologische Vorbelastungen gäbe, würde er bei mir vermutlich besonders große Probleme mit Kontrollverlust erkennen, und Demenz ist wohl die extremste Form von Kontrollverlust, die es gibt.

Im Jahr 2024 stieg die Zahl der Deutschen, die sich im Falle einer Erkrankung am stärksten vor Demenz und Alzheimer fürchten, von 45 auf 55 Prozent. Das ist das Ergebnis einer repräsentativen Umfrage des Forsa-Instituts im Auftrag der DAK-Gesundheit, eine der größten gesetzlichen Krankenkassen Deutschlands.

Durch die zunehmende Alterung der Bevölkerung steigt die Zahl der Demenzerkrankungen tatsächlich kontinuierlich an. Aktuellen Schätzungen zufolge leben in Deutschland derzeit rund 1,84 Millionen Menschen mit einer Demenzerkrankung. In Österreich sind es geschätzte 115 000 bis 147 000 Menschen. Prognosen gehen davon aus, dass sich diese Zahlen weiter deutlich erhöhen werden.

Dank Aufklärungskampagnen, Medienberichten und der Arbeit von Organisationen wie der Deutschen oder der Österreichischen Alzheimer

Gesellschaft ist das Bewusstsein für Demenzerkrankungen gestiegen. Das hat auch zu einer intensiveren Selbstbeobachtung der kognitiven Leistungen - vor allem bei älteren Menschen - geführt. Damit verbunden ist allerdings auch eine weitverbreitete und oft unbegründete Angst, an Demenz zu erkranken.

Die Macht des Vergessenwollens

Meine Angst vor dieser Krankheit verstärkt sich, wenn ich sehe, was Demenz aus Menschen macht. Ich kenne eine namhafte Unternehmerin, die es arg erwischt hat. Sie war eine so attraktive, erfolgreiche Frau. Viele haben sie bewundert. Sie stand mitten im Leben, beruflich, familiär, gesellschaftlich. Jetzt weiß sie nichts mehr.

Manchmal denke ich darüber nach, warum es ausgerechnet sie getroffen hat. Sie hatte im Leben schwere private Schicksalsschläge zu verkraften. Vielleicht war das eine der Ursachen für ihre Erkrankung. Schicksalsschläge gehen mit Stress einher und Stress fördert die Demenz.

Mein eigenes Leben war ebenfalls von schwierigen Situationen überschattet. Mein erster Mann verließ mich wegen einer anderen, meine Tochter war damals acht Jahre alt, mein Sohn vier. Obwohl ich geschieden war, war der Tod meines ersten Mannes 1990 ein schwerer Schlag für mich. Wenn man gemeinsam Kinder hat, bleibt man ein Leben lang verbunden. Dann kam der Tod meines späteren Mannes Helmuth Lohner im Jahr 2015. Nur die Arbeit kann mir noch helfen, wusste ich in meiner damaligen Verzweiflung.

Was die Wissenschaft sagt. Es gibt Hinweise darauf, dass die Verdrängung belastender Situationen das Demenzrisiko erhöht. Als würde unser Gehirn, wenn wir es mit dem Vergessen beauftragen, nicht nur diese eine Sache vergessen, sondern mit der Zeit auch den ganzen Rest.

So etwa ergab eine Metaanalyse des University College London, die 13 Studien mit mehr als 1,6 Millionen Teilnehmern umfasste, dass eine posttraumatische Belastungsstörung (PTBS) mit einer bis zu doppelt so hohen Wahrscheinlichkeit für die Entwicklung einer Demenzerkrankung assoziiert wird. Ein weiteres Beispiel ist eine Studie mit US-Veteranen, die zeigte, dass Veteranen mit posttraumatischen Belastungsstörungen ebenfalls doppelt so häufig an Demenz erkrankten wie jene ohne PTBS.

Es gibt noch keine Studien, die zeigen, inwieweit das bewusste Verdrängen von Traumata ohne Entwicklung einer posttraumatischen Belastungsstörung das Demenzrisiko beeinflusst. Es scheint aber auch aus dieser Perspektive empfehlenswert, mit geeigneten Strategien alte Lasten ans Licht zu bringen und sie allmählich loszulassen.

Ein Angebot zur Demenzvorsorge

Zu arbeiten bedeutet für mich auch, aktuelle Strömungen und Dinge meines persönlichen Erlebens zu erfassen, zu analysieren und sie beruflich umzusetzen. Zum Beispiel in Form von Angeboten, die ich meinen Hotelgästen mache.

Zu diesen Dingen gehört seit einigen Jahren auch das Thema Demenz. Deshalb habe ich unser Seefelder Hotel um Angebote für Demenzprophylaxe und für Patienten mit bereits beginnender Demenz erweitert.

Es geht zum Beispiel um Ernährung, um Bewegung und um Schlaf, um Mikronährstoffe, die sich in Form von Kapseln und Infusionen verabreichen lassen, aber auch um die Einheit von Körper und Geist.

Der Gedanke dabei: Prävention ist alles. Das Dahinsiechen alter, dementer Menschen in Heimen ist unerträglich und in dieser Form unnötig. Wer rechtzeitig handelt, kann Demenz verhindern oder zumindest um Jahre hinauszögern.

Am Anfang steht in unserer *Academy for Better Aging* jeweils eine 45-minütige Aufnahmeuntersuchung, durchgeführt von der ärztlichen Leiterin, der Allgemeinmedizinerin Dr. Katharina Sepp. Sie untersucht die Gäste von Kopf bis Fuß und stellt Fragen. Haben Sie Beschwerden, welcher Art auch immer? Wie sehen sie konkret aus? Wie steht es mit dem Schlaf, der Verdauung, mit Allergien und dem Stuhlgang? Medikamente? Operationen? Augen, Zunge, Bauch, Blutdruck, Haut, Rücken, alles sieht sie sich an. Wir können auch Blutbilder machen und bieten Gen-Analysen an.

Danach stehen bei Bedarf Fachärzte zur Verfügung, darunter neben Kardiologen und Internisten auch Neurologen. Prof. DDr. Johannes Huber steht als Gynäkologe und Endokrinologe für Online-Konsultationen zur Verfügung.

Bei beginnender Demenz checken wir ebenfalls den gesamten Körper durch. Dabei legen wir unser Augenmerk besonders auf Entzündungsherde, klären die genetische Prädisposition ab und sorgen für die richtige Ernährung sowie für ausreichend Bewegung. Auch mit Kälte, um deren Wirkung für ein gesundes Gehirn es in diesem Buch noch ausführlich gehen wird, arbeiten wir, und mit der Intervall-Hypoxie-Hyperoxie-Therapie, die Professor Huber bereits erwähnt hat.

Die Forschungen über den Zusammenhang zwischen dieser Therapie und Demenz laufen noch, doch es scheint sogenannte neuroprotektive Effekte zu geben, insbesondere durch die bessere Sauerstoffversorgung des Gehirns und die Regeneration der Mitochondrien, der Kraftwerke unserer Zellen.

Ein neues Lebensprinzip

Professor Huber hat mich als einer von mehreren Ärzten schon bei der Entwicklung dieses Angebotes begleitet. Nun haben wir uns entschlossen, dieses Buch zu präsentieren, damit mehr Menschen verstehen, dass Demenz kein Schicksal ist, sondern, dass wir mit den richtigen Maßnahmen die Krankheit hinauszögern oder ganz verhindern können, selbst wenn wir dafür eine genetisch bedingte Neigung haben.

In diesem Buch geht es aber nicht nur um Ernährung, Bewegung, kognitive Aktivität, soziale Interaktion und viele andere konkrete Maßnahmen zur Gesunderhaltung unseres Gehirns. Es geht vor allem auch um so etwas wie ein Lebensprinzip, das uns vor Demenz schützen kann. Ich möchte es an dieser Stelle erklären mit einer Frau, die bei uns in der Gegend lebt, hier in Tirol. Sie ist 99 Jahre alt, bald wird sie hundert. Sie nimmt keine Medikamente. Das Einzige, was sie nimmt, ist Vitamin D.

Auch der Einfluss von Vitamin D bei der Demenzvorsorge ist noch nicht endgültig geklärt. Vitamin D dürfte Entzündungsprozesse im Gehirn abschwächen, die mit Demenz in Verbindung stehen, den Abbau von Nervenzellen verlangsamen und der Ablagerung schädlicher Substanzen im Gehirn entgegenwirken. Studien zeigen jedenfalls, dass ein niedriger Vitamin-D-Spiegel mit einem höheren Risiko für Demenz einhergehen kann, was die besagte alte Dame wahrscheinlich gar nicht weiß. Sie nimmt das Vitamin wohl einfach, weil es älteren Menschen zur Erhaltung ihrer Knochendichte empfohlen wird.

Wenn ich diese alte Dame frage, warum es ihr noch immer so gut geht und auch ihr Gedächtnis so tadellos funktioniert, gibt sie eine ebenso einfache wie nachvollziehbare Antwort: Sie sei glücklich mit sich und ihrem Umfeld, sagt sie, und es gäbe weder Stress noch Streit in ihrem Leben.

Glücklich und selbstbestimmt zu leben, das ist vielleicht die wichtigste Voraussetzung, um unser Gehirn bis hundert und darüber hinaus fit zu halten. Davon handelt im Kern auch dieses Buch. Dazu will es motivieren.

Was die Wissenschaft sagt. Zunehmende Vergesslichkeit, insbesondere wenn uns gelegentlich Namen oder Begriffe nicht sofort einfallen, ist eine normale Alterserscheinung und nicht zwangsläufig ein Hinweis auf eine neurodegenerative Erkrankung. Fachleute unterscheiden zwischen altersbedingter Vergesslichkeit und pathologischer Demenz. Im Folgenden werden die jeweiligen Merkmale beschrieben.

Normale Altersvergesslichkeit

- Wir vergessen gelegentlich Namen oder Wörter, die uns später wieder einfallen.
- Wir vergessen, wo wir Dinge abgelegt haben, finden sie aber nach kurzer Zeit wieder.
- Multitasking fällt uns schwerer und die Verarbeitung von Informationen dauert länger.
- Unsere Alltagsbewältigung ist nicht beeinträchtigt.
- Später erinnern wir uns wieder an Ereignisse oder Gespräche, die uns zunächst entfallen waren.

Demenz

- Wir vergessen häufig wichtige Informationen, etwa aus Gesprächen sowie erst kurz zurückliegende Ereignisse.
- Wir haben Schwierigkeiten, vertraute Orte zu finden oder bekannte Abläufe wie Kochen auszuführen.

- Wir verwechseln Worte oder ersetzen sie durch unpassende Begriffe.
- Unsere Persönlichkeit verändert sich und unsere Stimmung schwankt.
- Wir haben Probleme mit logischem Denken und Entscheidungsfindung.
- Wir verlieren fortschreitend die Fähigkeit, unseren Alltag selbstständig zu bewältigen.

Auch laut der Deutschen Alzheimer Gesellschaft ist es ganz normal, dass mit zunehmendem Alter unsere Reaktionsgeschwindigkeit abnimmt und es uns schwerer fällt, neue Informationen schnell aufzunehmen. Dies ist jedoch kein Grund zur Sorge. Vergesslichkeit im Alter hängt auch oft einfach mit Stress oder Ablenkung zusammen. Erst wenn Orientierungsprobleme oder der Verlust der Selbstständigkeit hinzukommen, ist eine medizinische Abklärung ratsam.

PUNKT 1

Hören Sie nie auf, anzufangen, und fangen Sie nie an, aufzuhören

Der Satz im Titel stammt von Marcus Tullius Cicero, einem Redner, Philosophen, Schriftsteller, Anwalt und Politiker des alten Rom. Inwiefern hilft uns dieser Satz aus medizinischer Sicht, geistig fit bis ins hohe Alter zu bleiben?

Elisabeth Gürtler erzählt. Ich übernahm unser Hotel in Seefeld in einem Alter, in dem Frauen damals schon seit fünf Jahren in Pension gehen konnten. Ich war 65 Jahre alt, doch auf die Idee des Rückzugs aus dem Berufsleben wäre ich nie gekommen. Ich dachte gar nicht daran. Ich war voller Kraft und das bin ich heute – mit 75 Jahren – noch immer. Dazu fühle ich mich noch zu sehr am Leben.

Das Sacher hatte mein erster Mann meiner Tochter Alexandra und meinem Sohn Georg hinterlassen. Ich war nur vorübergehend mit seiner Führung betraut. Nun übergab ich es den beiden – so, wie es immer vorgesehen gewesen war. Meine Schwester und ich teilten uns das Erbe unseres Vaters.

Er hatte mit einem Getreide-Unternehmen internationale Geschäfte – etwa in den USA und Russland – gemacht. Außerdem war es unter den Industriellen seiner Zeit en vogue gewesen, sich ein eigenes Hotel zu leisten. So war das Seefelder Hotel in die Familie gekommen. Meiner Schwester fiel nun das Getreide-Unternehmen zu, ich bekam das Hotel und einige weitere Immobilien.

Ich hatte dort einige Sommer meiner Kindheit verbracht und ab und zu die Osterfeiertage. Immer war ich glücklich gewesen. Allerdings hatten wir zuletzt nicht genug in das Haus investiert. Meine Mutter hatte in diesen Dingen immer ihren eigenen Kopf gehabt. Nun standen dringende Renovierungen und Ausbauten an.

Wir brauchten zum Beispiel eine moderne Indoor- und Outdoor-Poollandschaft. Unsere Konkurrenz war in diesen Dingen weiter. Wenn ich dieses Hotel führe, dann soll es das Beste der Region in seiner Kategorie werden. Mit diesem Gedanken trat ich in Seefeld an.

Keine Frage des Alters

Mit 65 Jahren fängst du noch so etwas an? Interessanterweise stellte mir kaum jemand diese Frage. Die meisten kannten mich als Frau der Tat. Wahrscheinlich sahen sie mich so wenig wie ich mich selbst daheim vor dem Fernseher sitzen und die Hände in den Schoß legen.

Gerade damals war diese neue Aufgabe ein Segen für mich. Mein zweiter Mann – die Liebe meines Lebens – war verstorben. Mich in etwas Neues zu stürzen, war eine Form des Verdrängens. Ich mache das jetzt einfach, dachte ich mir. So bin ich konditioniert. Ich kann abschalten und mich in die Arbeit stürzen.

Eine Phase der Veränderungen

Ich arbeite 10 oder 15 Stunden am Tag, manchmal auch mehr. Ich habe keine Zeit, mich zu fragen, ob ich das schaffe, und ich höre weiterhin nicht auf, anzufangen. Nach der *Academy for Better Aging* stehen nun ein Tageszentrum für Konferenzen und Meetings und ein Yoga-Zentrum an, alles Projekte, die durchdacht, entwickelt und wie kleine Firmen in der Firma aufgebaut sein wollen.

Hätte ich keine Aufgabe mehr, würde ich mir eine suchen, egal in welchem Alter. Ich glaube, wir Menschen brauchen das. Mit einer Aufgabe gehören wir dazu, sind Teil der Welt und unser Leben hat einen Sinn.

Vor einigen Wochen war ich am Wiener Opernball. Es war ein merkwürdiges Erlebnis. Ich kannte dort kaum noch jemanden. Jüngere Menschen bilden inzwischen die Wiener Gesellschaft und haben den Ball okkupiert. Das ist der Lauf der Dinge und gut so. Ein mulmiges Gefühl für mich war es trotzdem. Einmal mehr war ich dankbar dafür, hier in Tirol diese Aufgabe gefunden zu haben.

Was die Wissenschaft sagt. Der Satz »Man soll nie aufhören anzufangen, und nie anfangen, aufzuhören« ergibt auch im Kontext der Demenzvorsorge Sinn. Im Grunde ist es ganz einfach. Die Neurowissenschaft und die Geriatrie haben gezeigt, dass geistige Aktivität eine Schlüsselrolle in der Prävention neurodegenerativer Erkrankungen spielt.

Nachlassende geistige Aktivität ist niemals Schicksal, sondern meist selbst gewählt. Es gibt jedenfalls keinen neurologischen Grund, »aufzuhören«, im Sinne von Rückzug aus der aktiven Teilhabe am Leben. Ebenso wenig hindert uns etwas daran, jederzeit etwas Neues anzufangen, wenn in unserem Leben Platz dafür ist. Denn die Fähigkeit unseres Gehirns, sich anzupassen und neuronale Netzwerke umzustrukturieren, bleibt uns bei regelmäßiger Nutzung bis ins hohe Alter erhalten. Etwas Neues anzufangen, ist automatisch mit Lernprozessen und kognitiver Aktivität verbunden. Wenn wir mit dem Aufhören anfangen, überlassen wir unser Gehirn dem Alterungsprozess, dem es dann wenig entgegensetzen kann. Wir geben unser Gehirn und damit uns selbst auf.

Das Neue beschwingt

Die mit etwas Neuem oft einhergehenden vermehrten körperlichen Aktivitäten machen es doppelt wertvoll. Denn Bewegung fördert – egal ob sie im Fitnesscenter oder im Alltag stattfindet – neben anderen Vorteilen die Durchblutung des Gehirns und versorgt es besser mit Sauerstoff und wichtigen Nährstoffen. Wenn Elisabeth Gürtler durch ihr Resort eilt, legt sie jeden Tag einige Kilometer zurück. Wenn das Neue ein Beitritt bei einem Fotoclub ist, sind wir auf der Suche nach neuen Motiven unterwegs.

Oft ist das Neue auch mit sozialen Aspekten verbunden, was es dreifach wertvoll macht. Elisabeth Gürtler ist kaum eine Minute ihrer langen Arbeitstage allein. Wer einem Fotoclub beitritt, trifft dort Gleichgesinnte. Soziale Teilhabe reduziert das Risiko für Einsamkeit und Depression: beides Faktoren, die mit einem erhöhten Demenzrisiko korrelieren.

Inspirierende Beispiele

Es gibt viele Beispiele für alte Menschen, die noch etwas Neues angefangen haben und damit sogar noch erstaunlich erfolgreich wurden. So etwa der Japaner Taikichirō Mori, der von 1904 bis 1993 lebte. Die Zeitspanne, die für die meisten Menschen ein ganzes Berufsleben ausmacht, verbrachte er als Universitätsprofessor für Wirtschaftswissenschaften. Doch Mori hängte noch 25 Jahre an. Erst mit 63 Jahren, im Jahr 1959, gründete er die Mori Building Company und hatte in den 1980er-Jahren Glück. Er konnte vom damaligen japanischen Immobilienboom profitieren.

Im Jahr 1992 wurde Mori der reichste Mann der Welt und landete sogar vor Bill Gates und anderen Tech-Milliardären auf der Reichen-Liste des Wirtschaftsmagazins *Forbes*. Wobei es damals vergleichsweise leicht war, reichster Mensch zu sein. Mori genügten dafür »nur« 13 Milliarden US-Dollar. Der reichste Mann des Jahres 2024, Elon Musk, verfügt laut *Forbes* über 427,5 Milliarden US-Dollar. Mori wurde 88 Jahre alt und blieb bis zu seinem Lebensende beruflich aktiv.

Auch die Medienunternehmerin Arianna Huffington fing spät etwas Neues an. Die Eigentümerin der *Huffington Post* trat nach einer Burn-out-Erfahrung mit 66 Jahren von ihren Funktionen bei dem Medium zurück und gründete das Unternehmen *Thrive Global*, das sich auf Wellness, Stressmanagement und Work-Life-Balance für Unternehmen und Führungskräfte spezialisiert.

Inzwischen ist Huffington 74 Jahre alt. *Thrive Global* floriert mit ihr als Chefin und entwickelt derzeit einen KI-gesteuerten hyperpersonalisierten Gesundheitscoach. Huffingtons neuronale Netzwerke sind ohne Zweifel höchst aktiv.

Späte Kunst

Es müssen aber nicht unbedingt unternehmerische Laufbahnen sein, die ältere Menschen noch erfolgreich einschlagen können. Anna Mary Robertson zum Beispiel, die als »Grandma Moses« bekannt wurde, begann erst mit 78 Jahren, ernsthaft zu malen. Zuvor hatte sie gelegentlich gestickt, was sie aufgrund von Arthritis aufgeben musste.

Robertsons Werke erlangten in den 1940er-Jahren Bekanntheit, als ein Kunstsammler einige in einem kleinen Laden entdeckte. Große Ausstellungen folgten für Robertson, die zu einem Star der naiven Kunst aufstieg. Einige ihrer Werke erzielten bei Auktionen siebenstellige US-Dollar-Preise.

Unauffällig glücklich

Auch wenn wir aufmerksam in das ganz normale Leben hineinschauen, entdecken wir Menschen, die nie aufgehört haben, anzufangen, und nie angefangen haben, aufzuhören. Werfen wir dazu einen Blick in den österreichischen Lebensmittelhandel, zur Supermarktkette *SPAR*.

Nie angefangen aufzuhören, hat die 78-jährige Brigitte Ugovsek. Sie arbeitet einen Tag pro Woche in einem Kärntner *SPAR*-Supermarkt. Mit fünfzig Jahren fing sie dort vor 28 Jahren an. »Ich arbeite gerne, ich kann noch arbeiten, werde hier gemocht und bin einfach zufrieden«, sagt sie. Solange sie noch die Arbeitsleiter hinauf- und hinunterkommt, will sie weitermachen.

Nie aufgehört anzufangen hat die Oberösterreicherin Gertrude Kloibhofer, die bei der gleichen Kette arbeitet. Sie ging als Bäuerin in Pension, aber nach sieben Jahren langweilte sie sich. Sie wollte sich wieder »körperlich und geistig anstrengen«, wie sie sagte, und nahm mit 63 Jahren einen Job in einem modernen Hypermarkt an. Dort arbeitet die inzwischen 80-Jährige nun seit 17 Jahren.

Beide Beispiele verdanke ich meinem Verlagskollegen, dem langjährigen *SPAR*-Chef und jetzigem Aufsichtsratspräsidenten der Handelskette, Dr. Gerhard Drexel. Er hat die beiden Frauen in seinem erhellenden Buch *Irrtum Ruhestand – Wie die späten Jahre die besten werden* vorgestellt.

Antike Demenzprophylaxe

Damit zurück zu Cicero. Der schrieb nicht nur das eingangs genannte Werk *De officiis (Über die Pflichten)* und damit eine philosophische Abhandlung über Ethik und Staatsführung, sondern auch *Cato maior de Senectute (Cato der Ältere über das Alter).* Dieser schmale Band ist ein hoch aktueller philosophischer Dialog, in dem Cicero die Vorzüge eines weisen und tugendhaften Lebens im hohen Alter darlegt.

Zum Abschluss dieses Kapitels seien hier einige seiner Empfehlungen genannt. Manche haben wir nun schon kennengelernt. Im Verlauf dieses Buches werden wir noch sehen, wie sehr sich auch die anderen als perfekte Demenzprophylaxe eignen.

- Akzeptieren wir das Alter. Nehmen wir es als natürlichen Teil des Lebens an.
- Leben wir tugendhaft. Das führt zu einem würdevollen Altern.
- Leben wir unsere Weisheit. Wir besitzen Erfahrung und Weisheit, die wir weitergeben können.
- Leben wir maßvoll. Ein gemäßigter Lebensstil fördert Gesundheit und Wohlbefinden.
- Pflegen wir Freundschaften. Soziale Kontakte sind essenziell für ein erfülltes Alter.
- Engagieren wir uns sozial. Wir können und sollten der Gemeinschaft dienen.

- Trauern wir nicht der Jugend nach. Es ist sinnlos, sie kommt nicht zurück.
- Lernen wir, unsere Kräfte richtig einzuschätzen. Arrangieren wir uns mit denen, die wir haben.
- Folgen wir der Natur. Erfreuen wir uns an den Blumen und Bäumen und lernen wir: Alles im Leben hat seine Zeit, das gilt auch für das Alter.
- Pflegen wir uns über unsere geistigen Interessen. Philosophie, Literatur und Kultur bereichern das Alter.
- Entwickeln wir Gelassenheit. Innere Ruhe und Zufriedenheit machen das Alter lebenswert.
- Treffen wir Vorbereitungen für das Alter. Sie machen es leichter.
- Bleiben wir körperlich in Bewegung. Mäßige Bewegung hält uns gesund.
- Bleiben wir tätig. Auch im Alter sollten wir aktiv und produktiv sein.
- Üben wir uns in Genügsamkeit. Bescheidenheit und Dankbarkeit führen zu innerem Frieden.
- Fürchten wir nicht den Tod. Er ist ein natürlicher Teil des Lebens und keine Bedrohung.
- Lernen wir Familienbande schätzen. Die Familie kann eine wichtige Stütze im Alter sein.
- Haben wir Freude an einfachen Dingen. Genießen wir kleine Freuden des Alltags bewusst.
- Sehen wir das Alter als Krönung des Lebens. Es ist eine Phase der Erfüllung und nicht des Niedergangs.

Vom maßvollen Leben

Mein langjähriger klinischer Wegbegleiter Prof. Dr. Markus Metka machte mich auf die Biografie eines großen Humanisten aufmerksam, der sich nach dem Mittelalter mit dem Bemühen auseinandersetzte, geistige und körperliche Gesundheit auch im Alter zu erhalten. Er begründete damit die »Makrobiotik«, die Kunst des langen Lebens, in deren Tradition etwa auch Christoph Wilhelm Hufeland, der Leibarzt Goethes, einzuordnen ist. Alvise Corner, auch Alvise Cornaro und in der älteren Literatur auch Luigi Cornaro genannt, soll hundert Jahre alt geworden sein. Er kam in Venedig zur Welt und starb in Padua. Von ihm stamm das Lehrbuch *Vom maßvollen Leben (Discorsi intorno della vita sobria).*

Darin empfahl er eine strenge Diät, vor allem aber auch eine Beschäftigung mit der Natur, das »Gardening«. Dadurch, so schrieb er, könne er trotz seines hohen Alters querfeldein laufen, reiten, jagen und singen wie nie zuvor. Er sei heiter und kerngesund, umgebe sich stets mit anregenden Zeitgenossen, wohne abwechselnd in zwei prächtigen Villen, passend entworfen für den Genuss der Jahreszeiten, reise viel, besuche Freunde und treffe Fachleute aller Wissenssparten. Er höre nicht auf, von Eindrücken und aus Begegnungen zu lernen, erfreue sich seiner elf gesunden und gebildeten Enkel und habe kürzlich sogar eine Komödie verfasst, was man »alten Leuten nicht mehr zutraue«.

PUNKT 2

Suchen Sie die Süße des Lebens überall, nur nicht im Zucker

Zu viel Zucker fördert chronische Entzündungen, die eine Schlüsselrolle bei neurodegenerativen Erkrankungen spielen, begünstigt Ablagerungen sogenannter Plaques im Gehirn, die zum kognitiven Verfall führen, und fördert Gefäßprobleme, wodurch unsere Gehirnzellen schlechter mit Sauerstoff und Nährstoffen versorgt werden. Schrecklich, oder? Dabei ließe sich die Sündenliste des Zuckers noch lange fortführen. Er ist eines der Grundübel, die zur Entstehung von Demenz führen (8). Dürfen wir also von nun an keine Sachertorte mehr essen?

Elisabeth Gürtler erzählt. Noch vor drei bis vier Jahren war ich ein Zucker-Junky. Ich will das nicht schönreden. Es war so und es war mir gar nicht bewusst. Ich ernährte mich fast ausschließlich von Süßigkeiten. In der Früh aß ich nichts: Das ist einfach nicht meine Essenszeit. Zu Mittag gönnte ich mir oft eine ganze Tafel Schokolade. Danach überschlug ich die Kalorien im Kopf. Eine Tafel Schokolade, das sind siebenhundert bis achthundert Kalorien. Weshalb ich meist erst am Abend wieder etwas aß, und dann wieder etwas Süßes.

Meine Erinnerungslücken bei Namen brachte ich nicht mit meinem Zuckerkonsum in Verbindung. Dennoch wurde mir in dieser Zeit bewusst, dass ich an meiner Ernährung etwas ändern sollte. So viel Zucker konnte nicht gesund sein, das hatte sich nun ja wirklich schon herumgesprochen.

Einfach weg vom Zucker

Vermutlich stellen es sich die meisten Menschen schwerer vor als es ist, vom Zucker wegzukommen. Mir schien Zucker mehr Gewohnheit als Sucht zu sein. Allerdings kippte ich von der Zucker- gleich in eine neue Ernährungsfalle. Zucker ist ungesund, dachte ich, aber Joghurt ist gesund. Deshalb aß ich von da an manchmal acht Becher am Tag. Acht Becher! Das sind zwei Liter Joghurt. Heute kommt mir das verrückt vor, damals wurde das zu meiner neuen Ernährungsgewohnheit. Joghurt, und dazu Mozzarella mit Tomaten, jeden Tag. Manchmal ein paar kleine andere Häppchen, aber nicht immer.

Bis meine Hausärztin die Hände über dem Kopf zusammenschlug. Ich hatte sie wegen unangenehmer Symptome konsultiert. »Sie haben eine Laktose-Intoleranz entwickelt«, sagte sie. »Machen Sie sofort Schluss mit dem Joghurt.«

Ich bin seit Längerem Mitglied des Verwaltungsrates von Lindt & Sprüngli, jenem Schweizer Premium-Schokoladenhersteller, der bekannt für Schokolademarken wie *Lindor* und *Excellence* ist. Wir bekommen regelmäßig Aufmerksamkeiten in Form von großen Schokoladepaketen mit allen möglichen verführerischen Inhalten.

Mich gefährdet das kein bisschen in meiner neuen zuckerärmeren Routine. Vieles schenke ich weiter an meine Kinder, denn sie lieben Süßes. Ich nehme mir nur ein paar Kugeln, die ich besonders gerne mag, auch bei Pralinen werde ich manchmal schwach. Bloß Joghurt esse ich nicht mehr. Gar nicht mehr.

Was die Wissenschaft sagt. Die pandemische Ausbreitung der Demenz-Erkrankung könnte unter anderem mit dem weitverbreiteten Zuckerkonsum zu tun haben. Er steigt, weil hochverarbeitete Lebensmittel wie Fertigprodukte und Softdrinks zunehmend verfügbar und billig sind, während natürliche, unverarbeitete Lebensmittel oft teurer und unbequemer sind.

Lebensmittelkonzerne nutzen Zucker bei solchen Produkten als Geschmacksverstärker (9) und Suchtfaktor, wodurch wir unbewusst mehr davon zu uns nehmen. Zucker ist sogar in Lebensmitteln wie Blaukraut, Wurstwaren oder Hummus enthalten. Gleichzeitig hat sich unser Lebensstil verändert, mit weniger körperlicher Aktivität, mehr Stress und Schlafmangel, wodurch Zucker als schneller Energielieferant, der zudem für die Ausschüttung von Glückshormonen sorgt, beliebter wird.

Der Zuckerboom ist längst nicht mehr nur ein Phänomen klassischer Industriestaaten. Den größten Anteil an Diabetikern hat heute Pakistan. Fast jeder dritte Pakistaner ist zuckerkrank, während es nur jeder zehnte Amerikaner ist. Ein Grund dafür ist die Urbanisierung des südasiatischen Landes. Immer mehr Menschen kehren der traditionellen und aktiven Lebensweise den Rücken. Gleichzeitig haben immer mehr Zugang zu hochverarbeiteten Lebensmitteln. In Pakistan sind Süßigkeiten wie Baklava oder Jalebi und Gulab Jamun (in Zuckersirup getränkter frittierter Teig) beliebter als je zuvor. Es gibt dort inzwischen mehr Süßwaren-Läden als Konditoreien in Österreich.

Die Burg und ihre Mauer

Wir wollen aber – zumindest mit diesem Buch – nicht die Welt retten, sondern zunächst uns selbst, und zwar vor Demenz. Deshalb sollten wir uns etwas genauer ansehen, was Zucker mit unserem Gehirn macht. Da stoßen wir auf etwas, das wir uns als mächtige Mauer rund um unser Gehirn vorstellen können. Diese Mauer, bekannt auch als Blut-Hirn-Schranke, schützt es vor schädlichen Eindringlingen.

Wenn Sie diese Schranke ihren Kindern oder Enkeln erklären wollen, die gerade wieder einmal nach Eis oder Gummischlangen fragen, könnten Sie es so versuchen: Diese Burgmauer hat ein Tor, an dem Wachmänner stehen. Sie überprüfen alle Ankömmlinge und ihre Fracht und entscheiden, wer und was durch das Tor darf. Schlechte Dinge wie Viren, Bakterien oder Giftstoffe weisen sie zurück, damit sie unserem Gehirn nicht schaden können. Jene sind wie Räuber oder Drachen, die einzudringen versuchen und abgewehrt gehören.

Wenn wir zu viel Zucker essen, werden die Wachmänner mit der Zeit müde und in der Mauer entstehen Risse. Sie beginnt zu bröckeln und schließlich bilden sich Löcher. Nun bekommen die Räuber und Drachen ihre Chance. Wenn wir einen Apfel oder ein Käsebrot statt einem Eis oder einer Gummischlange essen, bleiben die Wachmänner aufmerksam und schützen unser Gehirn Tag und Nacht.

Eine hochselektive Barriere

Tatsächlich ist die Blut-Hirn-Schranke eine hochselektive Barriere zwischen dem Blutkreislauf und unserem Gehirn. Die Zellen, aus denen sie besteht, sind durch sogenannte Tight Junctions (dichte Verbindungen) eng miteinander verbunden. Nur bestimmte Moleküle kommen da durch. Auf diese Weise schützt die Schranke das Gehirn vor schädlichen Stoffen, reguliert den Nährstoffaustausch und erhält das neurochemische Gleichgewicht.

Die Wachmänner lassen Stoffe, die unser Gehirn braucht, wie Glukose, Aminosäuren und bestimmte Fettsäuren, passieren. Schädliche Substanzen wie Bakterien, Toxine und einige Medikamente blockieren sie. Doch chronisch erhöhte Blutzuckerwerte können die Blut-Hirn-Schranke (10) schädigen, wodurch Moleküle, die im Gehirn Entzündungen verursachen, durch diese schützende Barriere eindringen können.

Typ-3-Diabetes

Besonders bitter wird das Leben der Wachmänner, wenn wir durch fortwährenden erhöhten Zuckerkonsum, insbesondere in Form von raffiniertem Zucker und schnell verdaulichen Kohlenhydraten wie Weißbrot oder Süßgetränken, zunächst unbemerkt eine Insulinresistenz entwickeln.

Das Hormon Insulin steuert bekanntlich die Aufnahme von Zucker aus dem Blut in die Zellen. Werden unsere Zellen insulinresistent, verbleibt zu viel Zucker im Blut. Der Körper produziert dann weiterhin Insulin, aber die Zellen hören nicht mehr darauf. Um das zu kompensieren, produziert die Bauchspeicheldrüse noch mehr Insulin.

Zunächst ist unser Insulinspiegel deshalb oft zu hoch. Erst nach Jahren erschöpfen sich die insulinproduzierenden Betazellen der Bauchspeicheldrüse, sodass unser Insulinspiegel sinkt und im Gegenzug der Blutzuckerspiegel dauerhaft steigt.

Die Wachmänner bekommen es dann mit einem Ansturm zu tun, den sie nicht mehr bewältigen können. Sie können nur noch zur Seite treten und die Schadstoffe passieren lassen.

Entzündungsstoffe, Giftstoffe und pathogene Proteine dringen nun ins Gehirn ein. Es kommt zu einer verstärkten Ablagerung sogenannter Beta-Amyloid-Plaques im Gehirn, die vor allem mit Alzheimer in Verbindung stehen.

Aufgrund des Zusammenhangs zwischen dem Insulin, der Blut-Hirn-Schranke und der Entstehung neurodegenerativer Erkrankungen bezeichnen manche Experten Alzheimer auch als »Typ-3-Diabetes«.

Gefährdete Kraftwerke

Werfen wir, um die Dramatik des zu hohen Zuckerkonsums noch etwas besser zu verstehen, einen Blick auf die Mitochondrien, die bei dem beschriebenen Prozess eine wichtige Rolle spielen. Wenn Sie diese Ihren Kindern oder Enkeln erklären wollen, dann zum Beispiel so: Mitochondrien sind kleine Kraftwerke in unserem Gehirn, die den ganzen Tag arbeiten. Sie nehmen alles, was wir essen, und verwandeln es in Energie, damit wir denken, rennen, lachen und spielen können.

Wenn wir zu viel Zucker essen, geschieht etwas Seltsames. Die Kraftwerke bekommen zu viel Brennstoff auf einmal. Dann sind sie wie ein Feuer, auf dem zu viele Holzscheite liegen. Statt sauberer entsteht schmutzige Energie mit Rauch und giftigen Gasen. Die Kraftwerke können nicht mehr richtig arbeiten.

Dadurch hat unser Gehirn zu wenig Energie. Wir fühlen uns schlapp und müde. Unser Kopf fühlt sich an wie in einer Nebelwolke. Es fällt uns schwerer, uns Dinge zu merken und nachzudenken. Wenn das lange so bleibt, können sich unsere Gehirnzellen nicht mehr richtig schützen und erkranken.

Unsere kleinen Kraftwerke brauchen statt Zucker guten Brennstoff, also zum Beispiel Avocados und Nüsse, Gemüse und Obst oder Fisch. Bewegung hilft ihnen ebenfalls, besser zu arbeiten.

Hier noch einmal für Erwachsene: Zucker führt zur übermäßigen Produktion von reaktiven Sauerstoffspezies (ROS) in den Mitochondrien, den Kraftwerken unserer Zellen. ROS sind aggressive Moleküle, die Mitochondrien oxidativ schädigen, sodass sie ihre Energieproduktion nicht mehr effizient durchführen können. Die Energieversorgung der Blut-Hirn-Schranke leidet, denn die geschwächten Zellen können die Tight Junctions – also die engen Zellverbindungen – nicht mehr stabil halten.

Wachsendes Bewusstsein

Weil wir eingangs die Lebensmittelkonzerne erwähnt haben, die Zucker gerne unmerklich untermischen, um ihre Produkte begehrter und haltbarer zu machen: Auch in der Politik ist das Problem mit dem Zucker angekommen. Schließlich belastet es die Gesundheitssysteme mit enormen Kosten. In einigen Ländern gibt es deshalb eine Zuckersteuer und Hersteller müssen in Zukunft mit Regelungen ähnlich wie beim Rauchen rechnen. Sie werden sich wohl dagegen wehren. Wer will schon auf eine Kekspackung oder eine Ketchupflasche das Bild eines Menschen drucken, der in einem Rollstuhl sitzt und leer in die Luft starrt? Mit dem Hinweis, Zucker könne der geistigen und körperlichen Gesundheit schaden?

Vorbildlich ist hier die österreichische Handelskette SPAR, die seit einigen Jahren versucht, den

Zuckeranteil in ihren Produkten zu senken. Die Lebensmittelchemiker tasten sich vorsichtig an die Kundenbedürfnisse heran, indem sie in bestimmten Produkten die Zuckeranteile in Minischritten reduzieren. Gleichzeitig beobachten die Vertriebsleute, wie die Kundschaft reagiert. Es gibt einen Punkt, an dem wir Konsumenten etwas merken. Das Produkt schmeckt uns nicht mehr so gut und wir kaufen ein anderes.

Es liegt also an uns allen, uns beim Zucker einzuschränken, und wie das Beispiel Elisabeth Gürtlers zeigt, ist das zu schaffen. Wir müssen nicht ganz auf Zucker verzichten. Süßes bewusst zu genießen, das ist der Schlüssel. Gelegentlich ein Stück Sachertorte ist kein Problem, es muss ja wirklich nicht jeden Tag sein. Viel wichtiger sind unsere Gesamternährung und unser Lebensstil. Wer sich im Alltag zuckerarm ernährt, sich regelmäßig bewegt und gut schläft, senkt sein Demenzrisiko deutlich. Auch mit einer gelegentlichen Sachertorte.

PUNKT 3

Benützen Sie Ihre Muskeln

Krafttraining gilt als Sport junger Menschen oder ambitionierter Bodybuilder. Doch Studien zeigen, dass es weit mehr kann, als Muskeln aufzubauen. Es hilft nicht nur, den Körper stark und beweglich zu halten, es wirkt auch direkt auf das Gehirn. Unter anderem kann regelmäßiges Krafttraining Entzündungen reduzieren, die schleichend unsere kognitive Leistungsfähigkeit beeinträchtigen.

Elisabeth Gürtler erzählt. Mein Krafttraining für die Bauchmuskeln sieht so aus: Ich lege mich rücklings auf den Boden, hebe die Beine zehn Zentimeter an, überkreuze sie und versuche, sie so lange wie möglich zu halten. Ich könnte das Bodyweight-Training nennen, also Krafttraining mithilfe des eigenen Körpergewichts, aber das wäre übertrieben. Meine Bodenübung dient nur dem Aufwärmen für mein spezielles Morgentraining auf dem Laufband, von dem ich später noch erzählen werde. Ehrlich gesagt ist Krafttraining nicht meine Sache, ebenso wenig wie das Meditieren, um das es später auch noch gehen wird. Es reicht mir schon, wenn ich Möbel verrücken oder meine Reisekoffer schleppen muss. Mir ist aber bewusst, dass jeder Mensch anders ist und deshalb auch eine andere Demenzvorsorge braucht. Wer Krafttraining liebt, für den ist es eine wunderbare Möglichkeit, wie wir gleich von Professor Huber erfahren werden.

Was die Wissenschaft sagt. Muskelprotze sind dumm. Dieses Klischee hat seinen Ursprung in Filmen und Serien. In Komödien zum Beispiel dienen starke Figuren als Charaktere, die nicht viel nachdenken und deshalb für Heiterkeit sorgen. Die Schlauen sind in den gleichen Produktionen oft dünn und unsportlich.

Das zog sich, schon vor Erfindung von Hollywood und Netflix, durch die Weltliteratur. Sir Andrew

Aguecheek aus William Shakespeares *Was ihr wollt* ist ein körperlich kräftiger, aber einfältiger Ritter, der sich oft blamiert und den andere ausnützen. Pap Finn aus Mark Twains *Die Abenteuer des Huckleberry Finn* ist ebenfalls körperlich imposant, aber geistig schlicht, was ihn zu einem klassischen Beispiel für den »dummen Muskelprotz« macht. Das gleiche gilt für Lennie Small in John Steinbecks *Von Mäusen und Menschen*. Die Naivität und die mangelnde Kontrolle der eigenen Kraft des geistig zurückgebliebenen Mannes führen zu ernsten Problemen.

Ein Beispiel für die klugen, schwachen Männer ist Miguel de Cervantes' großer, hagerer, idealistischer und oft ungeschickter Don Quijote. Mary Shelleys Victor Frankenstein, der Wissenschaftler, der das berühmte Monster erschafft, ist hochintelligent, aber physisch auch eher eine Nullnummer.

So entstand die Vorstellung, körperliche und geistige Kraft würden einander widersprechen. Die Schwachen nehmen daraus die beruhigende Affirmation mit, sie hätten einen exklusiven Anspruch auf Klugheit. Medizinisch ist das nicht belegbar. Studien zeigen vielmehr, dass Krafttraining nicht nur die Muskeln, sondern auch das Gehirn stärkt. Krafttraining verbessert unsere geistige Leistungsfähigkeit und unser Gedächtnis. Warum?

Kraft für das Gehirn

Krafttraining verbessert zum Beispiel die Durchblutung des Gehirns, mit den bereits genannten Vorteilen der besseren Sauerstoff- und Nährstoffversorgung der Neuronen. Diese speziellen Nervenzellen, ohne die Gedanken und Erinnerungen unmöglich wären, können so besser Informationen übertragen und speichern.

Gleichzeitig hemmt Krafttraining Entzündungen im Körper, die das Demenzrisiko erhöhen. Viele ältere Menschen leiden an Entzündungen, die jahrelang unbemerkt bleiben und dennoch langsam Schäden verursachen. Dazu gehören chronische Entzündungen der Blutgefäße oder des Darms, etwa bei einer leichten Form von Morbus Crohn oder wiederkehrenden Reizdarmentzündungen. Auch rheumatoide Entzündungen in den Gelenken entwickeln sich oft schleichend und machen sich erst durch Schmerzen oder Bewegungseinschränkungen bemerkbar.

Auch eine niedrige, aber konstante Entzündungsreaktion kann schon Schäden im Gehirn verursachen und neurodegenerative Erkrankungen fördern. Sogar chronische Entzündungen des Zahnfleisches – die Parodontitis – bleiben oft unbemerkt und können sich unter anderem auf das Gehirn auswirken.

Da hilft Krafttraining, weil wir dabei entzündungshemmende Botenstoffe – sogenannte Myokine – freisetzen. Bente Klarlund Pedersen, eine dänische

Medizinerin und Forscherin im Bereich der Muskelphysiologie, Entzündungsprozesse und Sportmedizin, wies das im Jahr 2007 nach. Drei Jahre später zeigte sie außerdem, dass wir beim Krafttraining vermehrt das sogenannte SPARC-Protein (Secreted Protein Acidic and Rich in Cysteine) ausschütten, das neben anderen positiven Wirkungen Entzündungen im Fettgewebe hemmt.

Auch die Ausschüttung weiterer wichtiger Botenstoffe geht mit dem Krafttraining einher. Dazu gehört BDNF (Brain-Derived Neurotrophic Factor), ein Stoff, der bestehende Nervenzellen schützt und das Wachstum neuer Nervenzellen beziehungsweise neuer Verbindungen im Gehirn fördert. Menschen mit hohen BDNF-Werten haben erwiesenermaßen ein geringeres Demenzrisiko.

Krafttraining verbessert nicht zuletzt den Insulinstoffwechsel. Welche Rolle er für unsere Gehirngesundheit spielt, haben wir schon in Punkt 2 über den Zucker erfahren.

Muskeln im Alter erhalten

Krafttraining eignet sich nicht bloß als Demenzprophylaxe in jüngeren Jahren, auch ältere Menschen sollten sich dafür begeistern. Anders ausgedrückt: Es ist nie zu spät, um damit anzufangen.

Das ist nur eine Phrase? Viele Senioren glauben, mit den Jahrzehnten auch ein Recht auf einen Alltag mit

Schaukelstuhl und kurzen Spaziergängen erworben zu haben. Doch Beispiele zeigen, dass Krafttraining in jedem Alter noch verblüffende Ergebnisse bringen kann. Als Beispiel kann die einstige Sekretärin und jetzige Fitnesstrainerin und Motivationsrednerin Ernestine Shepherd gelten.

Shepherd, die mit mehr als 80 Jahren noch eine beeindruckende Muskulatur hat, begann erst mit 56 Jahren mit dem Krafttraining. Das Guinness-Buch der Rekorde führt sie als älteste weibliche Bodybuilderin. Dabei geht es ihr um allgemeine Fitness und Muskelgesundheit und nicht um Wettkampf-Bodybuilding. »Alter ist nur eine Zahl. Du kannst in jedem Alter fit werden. Lass dir nichts anderes einreden«, sagt sie.

Der Zahnarzt Charles Eugster wiederum begann sogar erst mit 87 Jahren mit gezieltem Muskelaufbau und trat dann noch bei Bewerben an. »Das größte Problem ist, dass Menschen denken, Altern sei eine Krankheit«, sagt er. »Das ist es nicht. Du kannst deinen Körper in jedem Alter neu aufbauen.«

Im Jahr 2017 starb Eugster mit 97 Jahren. Bis kurz vor seinem Tod war er körperlich aktiv und setzte sich für ein gesundes und fittes Altern ein. Sein Lebensstil und seine Einstellung inspirieren auch heute noch viele Menschen weltweit.

Die Sache mit dem Protein

Auch das Gesundheitsbewusstsein des Mainstreams ist von Trends geprägt und nicht alle sind sinnvoll. Der Trend zu künstlich zugesetzten Proteinen in Lebensmitteln etwa ist aus medizinischer Sicht fragwürdig. Es gibt kaum jemanden im westlichen Kulturkreis, der bei üblicher Ernährung an Proteinmangel leidet. Tatsache ist aber auch, dass entgegen weitverbreiteten Annahmen ältere Menschen mehr Proteine brauchen als jüngere. Denn mit den Jahren verlangsamt sich die Verwertung dieser Nährstoffe.

Gute Proteinquellen sind bekanntlich Fisch, Eier, Hühnerfleisch und Hüttenkäse. Pflanzliche Proteine wie Linsen und Nüsse sind genauso gut.

Eiweißbedarf nach Alter

- Jüngere Erwachsene (18 bis 50 Jahre): 0,8 bis 1,2 Gramm pro Kilogramm Körpergewicht
- Ältere Erwachsene (50 bis 65 Jahre): 1,2 bis 1,5 Gramm pro Kilogramm Körpergewicht
- Senioren (65+ Jahre): 1,5 bis 2,0 Gramm pro Kilogramm Körpergewicht

Eine proteinreiche Ernährung hilft zudem, den Muskelaufbau nach dem Training zu unterstützen und die Regeneration zu verbessern.

Altes Gehirn, neu belebt

Bereits bestehende kognitive Probleme lassen sich durch Krafttraining zumindest mildern. Eine australische Studie zeigte, wie sich die Gedächtnisleistung spät berufener Kraftsportler nach sechs Monaten wieder verbesserte.

Bleibt noch die Frage nach dem Ausmaß. Zwei- bis dreimal pro Woche jeweils 30 bis 45 Minuten mit acht bis zwölf Wiederholungen je Übung, das ist ideal. Wie immer gilt: Jedes bisschen Krafttraining ist besser als gar keins.

PUNKT 4

Sagen Sie die Wahrheit

Die meisten Menschen lügen manchmal, bewusst oder unbewusst. Es erleichtert das Leben und hilft, Konflikte zu vermeiden. Doch was, wenn Unehrlichkeit zur Gewohnheit wird? Forscher untersuchen derzeit die neurologischen Vorteile von Ehrlichkeit.

Elisabeth Gürtler erzählt. Ich kann sehr direkt sein. Viele Menschen fordert das heraus. Manche schlucken erst einmal, wenn ich wieder einmal unverblümt gesagt habe, was ich denke. Am Ende schätzen es die meisten. So wissen sie, woran sie sind.

Ich glaube sagen zu können, dass ich nie lüge. Ich bediene mich nicht einmal kleiner Notlügen. Vermutlich tun das die wenigsten verantwortungsbewussten Manager. Denn es gibt nichts Effizienteres als die Wahrheit und gerade in unseren beschleunigten Zeiten ist Effizienz entscheidend.

Außerdem erlebe ich es als befreiend, die Wahrheit zu sagen, statt mir merken zu müssen, was ich wem worüber gesagt habe. Ich verstehe gar nicht, wie manche Menschen das schaffen, heute, wo alle ständig mit allen kommunizieren. Gebäude aus großen und kleinen Lügen aufrechtzuerhalten, muss ziemlich anstrengend geworden sein.

Heute habe ich einem Mitarbeiter klar gemacht, dass er bei mir keine Zukunft in seiner Leitungsfunktion hat. Klar, das ist eine schwierige Situation, aber warum sollte ich ihn im Unklaren lassen? Führen kann nicht jeder, dafür hat er viele andere Vorzüge.

Auch ich muss ein Vorbild sein. Wenn ich die Wahrheit hören will, muss ich sie selbst sagen. Das gilt im Beruf ebenso wie in der Familie. Es gibt bei uns keine Lügen. Wir sprechen die Dinge aus. Wenn es Probleme gibt, lösen wir sie. Das hält die Dinge in Gang und den Kopf klar.

Was die Wissenschaft sagt. »Der Mensch, der die Wahrheit sagt und danach handelt, bleibt im Einklang mit seiner eigenen Natur«, schrieb schon vor rund 1900 Jahren der römische Kaiser und Philosoph Marcus Aurelius in seinen Selbstbetrachtungen. So sah das auch der Philosoph Epiktet, der kurz vor Marcus Aurelius lebte und die Sache in seinen Schriften so auf den Punkt brachte: »Wer die Wahrheit sagt, lebt frei von Verwirrung.«

Der Übergang zwischen Wahrheit und Lüge kann allerdings fließend sein. Wir rücken manches ein wenig zurecht, um jemandem eine Freude zu machen oder Konflikte zu vermeiden. Ein Kompliment für eine misslungene Frisur oder eine harmlose Ausrede nach einem Fehler kann Beziehungen verbessern und Konflikte vermeiden. Macht es Sinn, jemandem zu sagen, wie übel er aussieht?

Gegebenenfalls einfach zu schweigen zu dem jeweiligen Thema, wäre wahrscheinlich die beste Option, aber nicht immer geht das. »Wie findest du meine Frisur?« Welcher Mann würde sich bei dieser Frage seiner Frau nicht einer Notlüge bedienen? Und ist es nicht auch manchmal so, dass wir lieber Notlügen hören?

Elisabeth Gürtler ist eine besondere Frau. Sie findet mit ihren perfekt geschulten Umgangsformen elegante Möglichkeiten, die Wahrheit auch in heiklen Situationen zu sagen. Jedermanns Sache ist das aber nicht. Die meisten Menschen bedienen sich kleiner Lügen und es sei ihnen verziehen.

Doch es gibt eine gefährliche Grenze. Wer regelmäßig lügt, belastet sein Gehirn.

Die Auswirkungen auf das Gehirn

Wenn wir lügen, muss unser Gehirn widersprüchliche Informationen speichern und Erzählungen an neue Situationen anpassen. Das verursacht psychologischen Stress, zumal, wenn wir im persönlichen Gespräch lügen. Am Telefon fällt es den meisten Menschen erwiesenermaßen leichter.

Dieser psychologische Stress stellt die Verbindung zwischen Lügen und neurodegenerativen Prozessen her. Stress bewirkt Ausschüttungen des Hormons Cortisol, das sich negativ auf unser Gedächtnis und unser Orientierungsvermögen auswirkt.

Ein sich selbst verstärkender Prozess

Wer einmal mit dem Lügen anfängt, gewöhnt sich daran und seine Hemmschwelle sinkt. Er empfindet mit der Zeit weniger Schuld und Angst vor negativen Konsequenzen seines Verhaltens. Lügen wird durch Wiederholung also einfacher, was zwar die Cortisol-Ausschüttungen reduziert, aber andere Probleme für das Gehirn mit sich bringt.

Forscher beobachteten bei notorischen Lügnern eine Desensibilisierung der Amygdala. Dieser Teil des Gehirns ist für die emotionale Verarbeitung und

Impulskontrolle zuständig, indem er emotionale Reize bewertet und in Wechselwirkung mit dem präfrontalen Cortex entweder emotionale Reaktionen verstärkt oder impulsives Verhalten reguliert.

Einige Formen der Demenz, insbesondere die frontotemporale Demenz, beginnen mit Veränderungen in genau diesem Bereich. Die frontotemporale Demenz ist insofern bemerkenswert, als sie früh zu Veränderungen in Persönlichkeit, Verhalten und Sprachfähigkeit führt, oft noch bevor sich Gedächtnisprobleme zeigen.

Notorische Lügner der Weltliteratur

Nicht nur die antiken Denker befassten sich mit dem Zusammenhang zwischen Wahrhaftigkeit und geistiger Klarheit, das tat auch immer wieder die Weltliteratur. Sie ist voller Figuren, die als beharrliche Lügner geistig verfallen oder gar in geistiger Umnachtung enden.

Don Juan Tenorio im gleichnamigen Drama von José Zorrilla y Moral lebt ein Leben voller Täuschungen, indem er Frauen verführt und falsche Versprechen macht. In vielen literarischen Fassungen holt ihn am Ende die Realität ein. In der Version des französischen Dichters Molière (1622 bis 1673) verfällt der Verführer zunehmend dem Wahn, bevor ihn eine übernatürliche Macht bestraft.

Humbert Humbert in Vladimir Nabokovs *Lolita* baut seine Beziehung zu dem titelgebenden minderjährigen

Mädchen auf Lügen und Illusionen auf, mit denen er sein Handeln rechtfertigt. Diese Selbsttäuschungen treiben ihn im Laufe des Romans in den Wahn. Am Ende stirbt er im Gefängnis unter nicht eindeutig geklärten Umständen, wobei sein geistiger Verfall offensichtlich ist.

Miss Havisham aus Charles Dickens' wunderbarem Roman *Große Erwartungen* lebt jahrzehntelang in einer selbsterschaffenen Lüge, nachdem ihr Verlobter sie vor dem Traualtar verlassen hat. Sie klammert sich an eine Illusion und manipuliert andere. Ihr Verstand verfällt, bis sie schließlich in einem Wahnanfall in Flammen aufgeht und stirbt.

Lügen als Folge von Demenz

Die Forschung hinterfragt, inwieweit nicht nur Demenz eine Folge des Lügens, sondern umgekehrt auch Lügen eine Folge beginnender Demenz sein können. Schließlich zeigen Demenz-Patienten oft auffällige Veränderungen in ihrem sozialen Verhalten.

Häufig bemerken Angehörige und Freunde, dass sich ihre Art der Kommunikation und Interaktion verändert. Sie können unpassende Bemerkungen machen, soziale Normen missachten oder sich in Situationen unangemessen verhalten, ohne sich dessen bewusst zu sein.

Besonders auffällig ist, dass sie manchmal falsche Erinnerungen entwickeln und unbewusst Unwahrheiten erzählen. Dies geschieht nicht mit böser Absicht, sondern weil ihr Gehirn Erinnerungslücken mit erfundenen oder falsch zusammengesetzten Erlebnissen füllt. Sie berichten von Besuchen, die nie stattgefunden haben, oder erinnern sich an Gespräche, die sie nie geführt haben.

Ihr Gehirn erschafft eine Realität, die ihnen selbst vollkommen glaubhaft erscheint. Die Frage, die Forscher zu beantworten versuchen, lautet also: Wo ist Lügen noch eine bewusste Entscheidung und wo ist es bereits ein Frühindikator für Demenz?

Erkenntnisse in diesem Bereich könnten dazu beitragen, Demenz in einem frühen Stadium zu erkennen, noch bevor klassische Symptome wie Gedächtnisverlust oder Orientierungsschwierigkeiten deutlich werden. Das wiederum eröffnet neue Möglichkeiten für therapeutische Ansätze und eine bessere Unterstützung der Betroffenen.

Fakt ist: Solange wir noch merken, dass wir lügen, ist alles einigermaßen in Ordnung. Wenn wir es nicht mehr merken, wird es ernst.

Wahrheit macht den Kopf klar

Es hat nicht zufällig etwas Befreiendes, die Wahrheit zu sagen. Selbst dann, wenn wir dafür negative Konsequenzen in Kauf nehmen müssen. Es macht einen klaren Kopf. Wir fühlen uns wieder gesünder, körperlich und geistig. Wir finden zurück zu uns.

Dementsprechend befasst sich die Wissenschaft im Kontext von Lügen und neuronaler Gesundheit vor allem mit den Vorteilen jener, die im Zweifelsfall lieber die Wahrheit sagen. Forscher der University of Notre Dame belegten, dass bewusste Ehrlichkeit den Stresspegel senkt und das allgemeine Wohlbefinden steigert. Teilnehmer ihrer Studie zu diesem Thema, die konsequent ehrlich blieben, berichteten unter anderem von weniger Kopfschmerzen, besserem Schlaf und einem ausgeglicheneren emotionalen Empfinden.

Zusätzlich wirkt sich Ehrlichkeit positiv auf das Immunsystem aus. Forschungen zeigen, dass chronischer Stress durch Lügen das Immunsystem schwächen kann. Ehrliche Menschen erleben weniger Angst und emotionale Belastung, was zu einer verbesserten Immunabwehr führt.

Die Folgen der Ehrlichkeit

Vor Ehrlichkeit um jeden Preis sei dennoch gewarnt, jedenfalls dann, wenn Elisabeth Gürtlers diplomatisches Geschick beim Sagen der Wahrheit fehlt. Das Gehirn mag sich freuen, doch der Stress, der entstehen kann, wenn wir es übertreiben, ist auch ungesund.

Herausgefunden hat das der Autor Jürgen Schmieder für sein 2010 erschienenes Buch *Du sollst nicht lügen – Von einem, der auszog, ehrlich zu sein.*

Darin beschreibt er seinen vierzigtägigen Selbstversuch, nichts als die Wahrheit zu sagen. Was für ihn teils unerwartete Konsequenzen hatte.

So führte Schmieders Ehrlichkeit zum Beispiel zu Spannungen in seinem sozialen Umfeld. Er berichtet von Nächten auf der Couch und sogar vom Verlust eines Freundes aufgrund seiner schonungslosen Offenheit.

Auch beruflich handelte er sich Schwierigkeiten ein. Schmieder geriet laufend in Situationen, die sowohl für ihn als auch für seine Kollegen herausfordernd waren. Er erwähnte sogar blaue Flecken, die er so davontrug.

Trotz solcher negativen Konsequenzen hielt er im Fazit seines Buches fest, wie befreiend absolute Ehrlichkeit sein kann. Eine Befreiung, die wir uns und unserem Gehirn regelmäßig gönnen sollten.

Was unsere Vorväter dazu sagen

Befassen wir uns hier noch kurz mit der Frage, ob kleine Lügen manchmal erlaubt sind, um größere Ziele zu erreichen, und was die Tora, der erste Teil des Tanach, also der hebräischen Bibel, dazu sagt. Warum heißt es dort »Von Lügenworten halte dich fern« und nicht einfach »Du sollst nicht lügen«? In der Tora und auch im Talmud, einer der bedeutendsten Schriften des Judentums, sagen Protagonisten jedenfalls nicht die ganze Wahrheit.

Über allem steht zwar der Auftrag, die Wahrheit zu sagen. So vergleicht zum Beispiel Rabbi Eliazar im Talmud im Traktat Sanhedrin 92a jemanden, der auch nur ein Wort absichtlich verfälscht, mit einem Götzendiener. Im Traktat Sota 42a sagt Rabbi Jermija Ben Abba, dass vier Arten von Menschen von der Göttlichkeit nicht empfangen werden: die Spötter, die Schmeichler, die Lügner und die Verleumder. Und in den Pirkej Awot 1,18 sagt Rabbi Schimon Ben Gamliel, dass die Welt auf drei Dingen beruht: auf der Wahrheit, auf dem Recht und auf dem Frieden.

Jedoch nennen die Weisen fünf Ausnahmen, in denen wir nicht zur ganzen Wahrheit verpflichtet sind.

Erstens: Lügen um des Friedens willen oder um die Gefühle anderer Menschen nicht zu verletzen. Ein klassisches Beispiel dafür ist die Lehre aus der Schule des Rabbi Jischmaels, nachzulesen im Traktat Jewamot 65b. Der häusliche Frieden sei so wichtig, dass selbst der Allmächtige bereit war, nicht die ganze Wahrheit zu sagen, um den Frieden zwischen Mann und Frau zu wahren, heißt es dort. Gemeint ist eine Stelle im 1. Buch Mose 13. Dort steht, dass Sara, als sie die Prophezeiung hörte, sie werde einen Sohn bekommen, einwandte, sie tauge nicht mehr zum Kinderkriegen und auch ihr Mann Awraham sei schon alt. Daraufhin erschien Gott Awraham und zürnte darüber, dass Sara an den Eigenschaften Gottes zweifelte. Dass sie auch an Awrahams Fähigkeiten zweifelte, verschwieg Gott ihm, um ihn nicht zornig auf Sara zu machen.

Zweitens: Lügen in einer Situation, in der die Wahrheit physische Gefahr bringen kann. Das lernen wir ebenfalls von unserem Vorvater Awraham, aber auch von seinem Sohn Jizchak. Beide haben ihre Ehefrauen im 1. Buch Mose 12 und im 1. Buch Mose 26 als ihre Schwestern ausgegeben. Da ihre Frauen sich durch außerordentliche Schönheit auszeichneten, hatten sie Angst, dass die Könige an ihnen Gefallen finden und sie – ihre Männer – töten würden.

Drittens: Lügen der Bescheidenheit wegen oder, um nicht arrogant zu erscheinen. Wer ein Traktat auswendig könne, heißt es sinngemäß im Talmud, dürfe trotzdem aus Bescheidenheit behaupten, er habe es nie gelernt.

Viertens: Wir müssen nicht die Wahrheit sagen, wenn es um private, vertraute oder intime Angelegenheiten geht. Niemand ist verpflichtet, intime Geheimnisse preiszugeben.

Fünftens: Lügen ist auch erlaubt, um Eigentum vor Räubern zu schützen. Laut dem Talmud dürfen wir als Reisende Bösewichtern ein anderes Reiseziel angeben, als wir in Wirklichkeit ansteuern. Das tat auch unser Urvater Jakow. Er behauptete, nach Seir gehen zu wollen, ging aber tatsächlich nach Sukkot. Der Talmud erzählt auch eine Geschichte von den Schülern des Rabbi Akiwa, die denselben Trick anwandten.

PUNKT 5

Schlafen Sie regelmäßig

Unsere innere Uhr, der sogenannte circadiane Rhythmus, beeinflusst, wie gut sich unser Gehirn selbst reinigen kann. Ist sie gut eingestellt, reduzieren wir unser Risiko für Demenz und erhöhen unsere Chance auf geistige Fitness bis ins hohe Alter. Was tun, wenn sie falsch geht?

Elisabeth Gürtler erzählt. Mein Besuch am Wiener Opernball vor einigen Wochen war eine der wenigen Gelegenheiten, bei denen mein Rhythmus durcheinandergeriet. Sonst gehe ich um Mitternacht schlafen. Wenn ich die Zeit übersehe und noch am Schreibtisch sitze, schlafe ich dann manchmal über dem Computer ein.

Ich schlafe wie ein Stein, aber maximal fünf Stunden. Nach fünf Stunden mache ich mir einen Kaffee und starte mit den Mails, bevor ich nach sieben Stunden mein morgendliches Bewegungsprogramm beginne. Trotz dieser kurzen Schlafenszeit bin ich nie richtig müde. Vielleicht merke ich es nicht, weil immer so viel zu tun ist. Müde bin ich nur nach Abenden wie jenem am Opernball. Ich war bis drei Uhr morgens fort und das stecke ich nicht so einfach weg.

Gewöhnlich ordnet sich mein Tagesverlauf meinem Rhythmus unter. Nach meinem morgendlichen Bewegungsprogramm beginnt die Arbeit. Ich mache kleine Pausen, wenn mich der Hunger überkommt, esse aber kein richtiges Mittag- und Abendessen, sondern nur zwischendurch Kleinigkeiten wie Mozzarella mit Tomaten, gekochtes Gemüse, Avocados, Obst oder Nüsse. Danach erledige ich die Dinge, die ich tagsüber nicht geschafft habe. E-Mails schreiben, Konzepte lesen, alles, was am Schreibtisch zu tun ist. Dann ist der Tag um.

Auch meine Woche folgt einem bestimmten Rhythmus. Drei bis vier Tage pro Woche bin ich in Seefeld, den Rest der Zeit in Wien und Niederösterreich, wo ich dann sowohl meine auch in Wien anfallende Büroarbeit erledigen als auch meine Familie und Freunde sehen kann..

Diese festen Rhythmen tun mir gut. Sie bilden den Rahmen für alles Unerwartete, Spontane, Außergewöhnliche, für all das Neue, das mir einfällt oder das von selbst auf mich zukommt. Das Regelmäßige, scheinbar Eintönige macht das Besondere in meinem Leben erst möglich.

Was die Wissenschaft sagt. Wenn wir schlafen, kommen in unserem Gehirn erstaunliche Prozesse in Gang. Es ist so ähnlich wie in einem Einkaufszentrum nach Ladenschluss. Die Kundschaft ist weg, die Mülleimer sind voll und überall liegen die Überbleibsel des hektischen Tages herum. Nun kommt der Putztrupp in seinen Uniformen mit seinen Gerätschaften und bringt alles für den nächsten Tag in Ordnung.

Auch unser Gehirn hat so einen Putztrupp. Es nutzt den Schlaf, um Giftstoffe und überflüssige Ablagerungen zu beseitigen. Dieses neuronale Facility Management nennt sich das glymphatische System. Maiken Nedergaard, eine dänische Neurobiologin, entdeckte es im Jahr 2012 und erhielt dafür bedeutende medizinische Preise. Wie genau funktioniert das?

Während des Tiefschlafs erweitert sich der Raum zwischen den Nervenzellen, damit Flüssigkeit durch das Gewebe fließen kann. Diese Flüssigkeit schwemmt schädliche Eiweiße wie Beta-Amyloid und Tau weg. Beide Proteine sind maßgeblich an der Entstehung von neurodegenerativen Erkrankungen beteiligt.

Ist unser circadianer Rhythmus gestört, funktioniert diese Reinigung nicht mehr richtig. Die giftigen Ablagerungen sammeln sich an. Nervenzellen sterben ab und das Risiko für Demenz steigt.

Ausgeruht denkt es sich gut

Ein stabiler circadianer Rhythmus hält das Gehirn wach und leistungsfähig. Unregelmäßige Schlafenszeiten, zu wenig Tiefschlaf oder häufiges nächtliches Aufwachen bringen das Gehirn aus dem Gleichgewicht. Das kann sich direkt auf unser Arbeitsgedächtnis auswirken. Wer ständig müde ist, kann Informationen schlechter speichern und abrufen.

Entgleist unser Schlaf-Wach-Rhythmus, gerät auch unser Immunsystem durcheinander. Unser Körper produziert dann verstärkt entzündliche Botenstoffe. Diese sogenannten Zytokine haben nützliche Seiten, denn sie helfen, Infektionen zu bekämpfen. Bleiben sie jedoch dauerhaft und in zu großer Zahl im Körper, greifen sie die Nervenzellen an. Die damit einhergehenden chronischen Entzündungen stehen in direktem Zusammenhang mit neurodegenerativen Erkrankungen. Wenn wir gut und tief schlafen, tun die Zytokine nur Gutes und verschwinden danach wieder.

Hormone als Schutzschild

Unser Körper nutzt Hormone, um unseren Tag-Nacht-Rhythmus zu steuern. Das wichtigste Schlafhormon ist das Melatonin. Die Zirbeldrüse produziert es und signalisiert dem Körper damit, dass es Zeit ist, zur Ruhe zu kommen.

Melatonin neutralisiert freie Radikale und reduziert damit oxidativen Stress, der Nervenzellen schädigen kann. Zudem unterstützt es zelluläre Reparaturprozesse und reguliert Entzündungsreaktionen, wodurch es die neuronale Gesundheit fördert. Mit zunehmendem Alter nimmt unsere Melatoninproduktion allerdings ab, weshalb die Stabilisierung des circadianen Rhythmus besonders für Menschen ab fünfzig Jahren eine lebensbegleitende Aufgabe werden kann. Ähnlich der Aufgabe, die Ernährungsgewohnheiten laufend dem sinkenden Kalorienbedarf des Körpers anzupassen.

Uraltes Wissen

So bahnbrechend die Entdeckung des glymphatischen Systems im Jahr 2012 gewesen sein mag, hat doch auch diese Erkenntnisse die Antike schon vor zweitausend Jahren vorweggenommen. Ihre Denker und Gelehrten kannten zwar nicht den biologischen Mechanismus hinter unserer inneren Uhr, doch sie beobachteten den Einfluss des Tag-Nacht-Rhythmus auf Körper und Geist und kamen zu den gleichen Ergebnissen wie wir heute.

Der griechische Wanderarzt Hippokrates zum Beispiel erkannte, dass der Schlafrhythmus eng mit der körperlichen Gesundheit zusammenhängt. Er empfahl regelmäßigen Schlaf und ausreichendes Tageslicht, um »das Gleichgewicht der Körpersäfte« zu bewahren. Der griechische Universalgelehrte Aristoteles vermerkte ebenfalls, Körper und Geist durchliefen während des Schlafs regenerative Prozesse.

Galenos von Pergamon, ein vorwiegend in Rom tätiger griechischer Arzt, Anatom, medizinischer Schriftsteller, Forscher und Universalgelehrter, sah einen direkten Zusammenhang zwischen Schlafstörungen und vielfältigen Krankheiten. Er empfahl einen strukturierten Tagesablauf mit regelmäßigen Ruhephasen, um den Körper gesund zu halten.

Die Römer waren in diesem Punkt Vorbilder. Sie zelebrierten den Tag-Nacht-Rhythmus wie kaum eine andere Kultur. Sie lebten klar strukturiert nach einem durchdachten System, das sich am Sonnenverlauf orientierte. Die Stadt erwachte mit dem ersten Licht. Wichtige Arbeiten fanden am Vormittag statt. Die heißen Stunden nutzten sie für eine Ruhepause, was ihnen half, Körper und Geist leistungsfähig zu halten.

Das Wissen über die Bedeutung des circadianen Rhythmus dürfte sogar noch älter sein. Die vor mehr als 4000 Jahren in der Xia-Dynastie entstandene

Traditionelle Chinesische Medizin (TCM) beschreibt den Körper bereits als System mit festgelegten Aktivitätsphasen. Sie ordnet allen Organen bestimmte Tageszeiten zu. Das Gehirn regeneriert – ebenso wie die Leber –demnach in der Nacht, vor allem zwischen ein und drei Uhr.

Wer in dieser Zeit regelmäßig wach bleibt, könnte also langfristig seiner Gesundheit schaden. Wobei laut modernen Forschungen auch individuelle Schlaf-Wach-Rhythmen funktionieren können, solange sie die Betreffenden kontinuierlich einhalten.

Auch Ayurveda, die alte indische Medizin, betrachtet den natürlichen Rhythmus als essenziell. Früh schlafen zu gehen und mit der Sonne aufzustehen, gilt im Ayurveda als Schlüssel zu körperlicher und geistiger Ausgeglichenheit.

Goethe und der Rhythmus des Lebens

Johann Wolfgang von Goethe, der große Dichter und Naturforscher, beschäftigte sich ebenfalls mit den natürlichen Zyklen von Tag und Nacht, zweihundert Jahre vor Entdeckung des glymphatischen Systems. Auch er war sich der Bedeutung eines geregelten Tagesablaufs und der Harmonie mit der Natur bewusst.

So etwa untersuchte er in seiner Farbenlehre, die er selbst als einen der wesentlichsten Teile seines Schaffens sah, den Einfluss von Licht auf das Wohlbefinden. Er führte selbst ein strukturiertes Leben, das stark an den Tagesverlauf angepasst war. Früh aufzustehen gehörte für ihn zur Förderung von Kreativität und geistiger Klarheit.

Was sich in seinem Werk an verschiedenen Stellen nachlesen lässt. In seinen Gesprächen mit seinem Freund Johann Peter Eckermann betonte Goethe mehrfach, wie wichtig Ruhephasen für geistige Produktivität sind. In *Wilhelm Meisters Lehrjahre* beschreibt er den Schlaf als wesentlichen Teil der menschlichen Ordnung: »Der Mensch verschlafe nicht seine Zeit, aber er nehme sich genug davon zur Erhaltung seiner Kräfte.«

Tipps für besseren Schlaf

Es gibt eine Möglichkeit, unsere innere Uhr wieder einzustellen, wenn der circadiane Rhythmus einmal aus dem Gleichgewicht geraten ist. Wenn unser Körper keinem geregelten Tagesablauf mit festen Schlafenszeiten mehr folgt, müssen wir ihm einen verordnen. Wer morgens jeweils zur gleichen Zeit das Bett verlässt und abends eine feste Schlafenszeit einhält, sendet klare Signale an den Körper. Er schult ihn gleichsam um.

Das ist eines der Dinge, die leichter gesagt als getan sind. Es gehört – vor allem anfangs – Disziplin dazu, während geplanter Schlafenszeiten einfach im Bett zu bleiben, wenn uns alles zum Aufstehen drängt. Und tagsüber, wenn uns alles zum Schlafen drängt, wach zu bleiben. Doch das Schöne dabei ist, dass unser Körper am Ende mitspielt. Irgendwann ergibt er sich unserer Struktur.

Eine Patientin, deren circadianer Rhythmus ganz und gar entgleist war und die das Problem mit einiger Anstrengung löste, erzählte uns zwei interessante Dinge. Zum einen half es ihr, auch fixe Essenszeiten einzuhalten. Zum anderen zwang sie ihrem Körper nicht von Anfang an den Rhythmus auf, den sie als Ziel formuliert hatte. Vielmehr näherte sie sich ihm schrittweise an.

»Manchmal bin ich daran verzweifelt, wenn ich nachts mit pochendem Herzen im Bett lag oder wenn ich tagsüber wie eine Schlafwandlerin herumtappte«, erzählte sie, »aber am Ende hat es funktioniert und wenn ich das schaffen kann, kann es jeder. Denn ich bin eigentlich kein besonders disziplinierter Mensch.«

Auch Licht spielt bei der Neuordnung unseres circadianen Rhythmus eine Rolle. Morgens hilft ein Spaziergang im Freien oder eine Lichttherapie mit einer 10 000-Lux-Lampe, um die innere Uhr zu synchronisieren. So eine Lampe simuliert Tageslicht und ist online bei vielen Anbietern erhältlich, zu Preisen im Bereich von dreißig bis vierzig Euro.

Abends sollten wir künstliches Licht reduzieren. Worüber auch schon viel geschrieben wurde, ohne dass dieses Vorhaben je leichter geworden wäre. Denn was tun bei Dunkelheit ohne künstliches Licht?

Es hilft schon, auf Bildschirme zu verzichten, deren Blaulichtanteil unsere Melatoninproduktion besonders effizient hemmt. Ein Buch oder eine Zeitschrift, falls irgendwo noch eine zu kriegen ist, können da kleine Wunder wirken.

PUNKT 6

Tun Sie jeden Tag etwas, das Sie noch nie getan haben

Neue Erfahrungen lassen Nervenzellen wachsen, stärken Verbindungen und sorgen dafür, dass das Gehirn bis ins hohe Alter beweglich bleibt. Wie können wir das nützen, ohne gleich unser ganzes Leben auf den Kopf zu stellen?

Elisabeth Gürtler erzählt. Jeder Gast ist für mich eine neue Begegnung. Viele Probleme in Seefeld zwingen mich zu lernen, und jede technische, gesellschaftliche oder politische Veränderung ist etwas, das mich als Chefin eines Hotels, das in der oberen Liga mitspielen will, herausfordert.

Für mich geht es darum, mich auf all das immer wieder neu einzulassen. Dann tue ich ganz automatisch jeden Tag etwas, das ich noch nie getan habe. Das ist ein Privileg, das weiß ich, und ich spüre, wie gut es mir tut.

Kämen diese Dinge nicht von selbst auf mich zu, würde ich sie so, wie es Professor Huber gleich vorschlagen wird, suchen. Denn ich brauche die Abwechslung, das Neue, das Spannende, das Inspirierende, um mich lebendig zu fühlen.

Was die Wissenschaft sagt. Unser Gehirn verändert sich ein Leben lang. Es bildet ständig neue Verknüpfungen zwischen Nervenzellen. Diese Fähigkeit – die Neuroplastizität – ist der Schlüssel zu geistiger Fitness.

Neue Reize aktivieren Hirnregionen, die im Alltag oft ungenutzt bleiben. Wer täglich Routinen durchbricht, zwingt sein Gehirn, neue Wege zu gehen. So entsteht eine Art mentales Training, das die Nervenzellen dazu bringt, neue Netzwerke zu bilden und alte zu stabilisieren.

Monotonie dagegen kann zu einem Rückgang der neuronalen Aktivitäten führen. Wer immer nur das tut, was er kennt, fordert sein Gehirn zu wenig. Nervenzellen verkümmern, Verbindungen schwächen sich ab. Der Verlust an geistiger Flexibilität kann ein Vorbote kognitiver Störungen sein.

Wir sollten unserem Gehirn deshalb immer wieder neue Aufgaben stellen. Es müssen nicht immer große wie das Erlernen einer neuen Sprache oder eines neuen Musikinstrumentes sein. Wir können einmal einen anderen Weg ins Büro oder zum Supermarkt nehmen, auf der anderen Seite des Bettes schlafen, die abendliche Runde in die andere Richtung gehen, mit jemandem plaudern, den wir schon oft gesehen, aber noch nie angesprochen haben, oder ein Stück rückwärts gehen (Letzteres wenn möglich in Begleitung, damit wir nicht im Straßengraben landen). Eine Liste mit fünfzig Vorschlägen folgt am Ende dieses Kapitels.

Neue Erfahrungen aktivieren das Gehirn

Das Gehirn funktioniert nicht wie eine Maschine mit festgelegten Abläufen. Unterschiedliche Bereiche arbeiten zusammen. Neues zu lernen, bringt diese Netzwerke in Bewegung. Der sogenannte Frontallappen übernimmt die Planung und das Lösen von Problemen. Der Parietallappen verarbeitet Sinneseindrücke. Der Hippocampus speichert neue Informationen. Wer etwas Unbekanntes, nicht Vertrautes ausprobiert, aktiviert all diese Regionen gleichzeitig.

Auch die chemischen Prozesse im Gehirn kommen in Schwung. Der Körper schüttet Dopamin aus, wenn etwas Ungewohntes passiert. Dieses Hormon fördert Motivation, Lernfähigkeit und Konzentration. Gleichzeitig steigt die Produktion von Acetylcholin, einem Botenstoff, der dem Gedächtnis nützt.

Und noch einen Vorteil hat die Sache: Wie wir schon erfahren haben, fördert dauerhafter Stress die Entstehung neurodegenerativer Erkrankungen. Auch hier helfen neue Erlebnisse. Denn sie setzen nicht nur Dopamin frei, sondern regulieren auch das Stresshormon Cortisol. Das Gehirn wird belastbarer und kann besser mit negativen Einflüssen umgehen.

Kognitive Reserve als Schutz vor Demenz

Wenn wir jeden Tag etwas tun, das wir noch nie getan haben, füllen wir zudem unsere sogenannte kognitive Reserve auf.

Stellen Sie sich Ihr Gehirn wie eine Schatzkiste voller Werkzeuge vor. Manche Menschen haben besonders viele Werkzeuge, weil sie viel gelernt, getan und nachgedacht haben. Diese Werkzeuge helfen ihnen dabei, Probleme zu lösen und Dinge zu verstehen. Die kognitive Reserve ist wie ein extra Vorrat an Werkzeugen. Ist die Schatzkiste gut gefüllt, können wir damit Alterungsspuren und andere Schäden an neuronalen Netzwerken sanieren. Wir können unsere kognitive Reserve in jedem Alter nachfüllen, indem wir neue Erfahrungen machen, Bücher lesen oder Rätsel lösen.

Es ist ganz einfach: Je mehr Synapsen unsere neuronalen Netzwerke haben, desto besser kann unser Gehirn Umwege finden, wenn Nervenzellen verloren gehen. Menschen mit gut gefüllter kognitiver Reserve bleiben geistig länger fit, selbst wenn sich in ihrem Gehirn bereits Ablagerungen wie Beta-Amyloid angesammelt haben.

Es ist nie zu spät

Jeden Tag etwas zu tun, das wir noch nie getan haben, hat beim Auffüllen unserer kognitiven Reserve einen großen Vorteil. Es macht Spaß. Wenn wir erst im hohen Alter damit beginnen, können wir trotzdem noch viel erreichen. Selbst wenn wir uns statt kleiner Änderungen unserer Routinen große Lernvorhaben vornehmen.

Die im Jahr 1926 geborene Mary Hobson begann erst mit 56 Jahren, Russisch zu lernen, weil sie Dostojewski im Original lesen wollte. Sie studierte die Sprache so intensiv, dass sie mit 74 Jahren ihren Doktortitel in russischer Literatur erhielt. Sie wurde als Übersetzerin und Literaturwissenschaftlerin bekannt und hielt noch mit über neunzig Jahren Vorträge über russische Klassiker.

Der kenianische Bauer und ehemalige Freiheitskämpfer Kimani Maruge (1920 bis 2009) schrieb sich mit 84 Jahren in die Grundschule ein, nachdem die Regierung kostenlose Schulbildung eingeführt hatte. Er wollte endlich lesen, schreiben und rechnen lernen, um seine Finanzen selbst verwalten zu können. Maruge wurde zum Symbol für Bildung im hohen Alter und hielt eine Rede bei den Vereinten Nationen.

Nola Ochs (1911 bis 2016), Bäuerin auf einer Farm in Kansas, inskribierte sich noch mit 95 Jahren an der Fort Hays State University in Kansas, um endlich ihren Studienabschluss in Geschichte nachzuholen. In ihrer Jugend musste sie das Studium abbrechen, um sich um ihre Familie und die Farm zu kümmern. Mit 96 Jahren erhielt sie ihren Bachelor-Abschluss und landete als älteste Universitätsabsolventin der Welt im Guinness-Buch der Rekorde. Mit hundert Jahren erwarb sie ihren Master-Abschluss, während sie nebenbei als Geschichtenerzählerin arbeitete.

Neue Aktivitäten verbessern die Sinne

Wer neue Dinge ausprobiert, schärft auch seine Wahrnehmung. Das Gehirn verarbeitet Sinneseindrücke anders, wenn es mit ungewohnten Situationen konfrontiert ist. Wer zum Beispiel ein paar Zeilen mit der nichtdominanten Hand schreibt (um hier einen weiteren Punkt aus unserer Empfehlungsliste zu verraten), fordert seine Motorik heraus. Selbst ungewohnte Geschmäcker oder Gerüche lassen das Gehirn aktiver arbeiten. Was der Grund dafür sein könnte, warum wir uns auf Lebensmittelmärkten fremder Länder so wohlfühlen und warum wir uns vor dem Prinzip »Was der Bauer nicht kennt, isst er nicht« hüten sollten. Ab und zu ein neues Gericht auszuprobieren, so lustvoll kann Demenzprävention sein. Je mehr Sinne in eine neue Erfahrung eingebunden sind, desto stärker ist der neuronale Effekt.

Kleine Erlebnisse mit großer Wirkung

Abwechslung im Alltag muss also wie gesagt nicht kompliziert sein. Hier sind unsere fünfzig Vorschläge.

1. Ein Wort oder einen Satz in einer neuen Sprache lernen und bewusst in ein Gespräch einbauen.
2. Einen Tag lang versuchen, mit der nichtdominanten Hand zu schreiben oder das Handy zu bedienen.
3. Mit jemandem sprechen, mit dem sonst nie ein Gespräch geführt wird (zum Beispiel der Kassiererin ein ernst gemeintes Kompliment machen).
4. Eine Sprachnachricht statt einer Textnachricht schicken oder umgekehrt.
5. Einen Dialekt oder eine Redewendung aus einer anderen Region lernen und bewusst verwenden.
6. Einen neuen Arbeitsweg oder Einkaufsweg nehmen, auch wenn es länger dauert.

7. Das Bett auf eine andere Seite des Zimmers stellen oder auf der anderen Seite des Bettes schlafen.
8. Die Mahlzeiten andersherum essen, zum Beispiel zuerst den Nachtisch, dann den Hauptgang.
9. Einen ganzen Tag lang ohne digitale Uhr oder Handy leben und nur analoge Uhren nutzen.
10. In einem Supermarkt oder Restaurant ein Produkt bestellen oder kaufen, das wir noch nie gegessen haben.
11. Barfuß gehen, wo wir es sonst nicht tun (zum Beispiel in einem Park oder auf einer ungewohnten Oberfläche wie Kies).
12. Eine Sportart oder Bewegung ausprobieren, die unbekannte Muskeln fordert, etwa Jonglieren oder Tai-Chi.
13. Rückwärts gehen, beim Spazieren oder in der Wohnung, um neue Koordinationsmuster zu aktivieren.
14. Einen Tag lang nur mit der nichtdominanten Hand essen oder eine andere Alltagsbewegung mit ihr ausführen.
15. Beim nächsten Spaziergang oder Stadtbummel so tun, als wären wir zum ersten Mal hier, und so bewusst neue Dinge wahrnehmen.
16. Einen Tag lang auf einen Sinn verzichten (zum Beispiel ein Gespräch führen, ohne etwas zu sagen).
17. Eine neue Musikrichtung hören, die wir sonst nie gemocht oder ausprobiert haben.

18. Eine Mahlzeit bewusst sehr langsam essen und dabei jeden Bissen genau schmecken.
19. Beim Fernsehen oder Radiohören den Ton ausschalten und versuchen, die Handlung nur durch Bilder oder Mimik zu verstehen.
20. Einen kurzen Text oder ein Gedicht mit der nichtdominanten Hand schreiben.
21. Dinge zweckentfremden, zum Beispiel einen Küchenschwamm als Handyhalter oder eine Socke als Brillenputztuch benutzen.
22. Kunst ausprobieren: Zeichnen, Origami, Kalligrafie oder etwas mit der nichtdominanten Hand malen.
23. Ein Buch aus einem Genre lesen, das wir sonst nie gewählt hätten (zum Beispiel Science-Fiction statt einem Krimi).
24. Einen Gegenstand in der Wohnung blind erfühlen und erraten, um den Tastsinn zu schulen.
25. Einen Brief oder eine Postkarte schreiben, statt eine Nachricht per Handy zu verschicken.
26. Beim Reden bewusst versuchen, Füllwörter wie »äh« oder »sozusagen« zu vermeiden.
27. Ein alltägliches Gespräch in Reimen führen, auch wenn es albern klingt.
28. Einen Namenstag oder einen seltenen Feiertag zum Anlass nehmen, jemandem zu gratulieren und ihm kreative Wünsche auszurichten.
29. Einen Raum in der Wohnung aus einer ungewohnten Perspektive betrachten, etwa auf dem Boden sitzend oder rückwärts gehend.

30. Einen ganzen Tag lang ohne Spiegel auskommen und sich erst am Abend betrachten.
31. Eine Mahlzeit mit ungewohntem Besteck oder mit Stäbchen essen.
32. Die Zahnbürste in die andere Hand nehmen und versuchen, damit zu putzen.
33. Eine andere Musikrichtung als sonst als Weckton einstellen.
34. Eine ungewohnte Bewegung ausführen, zum Beispiel mit den Zehen einen Stift aufheben.
35. Eine alltägliche Bewegung extrem langsam ausführen, zum Beispiel beim Gehen jeden Schritt bewusst wahrnehmen.
36. Einen anderen Sitzplatz am Tisch wählen als sonst.
37. Einen Tag lang bewusst darauf achten, aufrechter zu gehen und dabei langsamer zu atmen.
38. Beim Duschen, Frisieren oder Zähneputzen das Licht ausschalten und nur auf die Berührungen achten.
39. Ein Essen mit verbundenen Augen genießen, um es intensiver zu schmecken.
40. Ein neues Parfum oder ätherisches Öl riechen und überlegen, woran es erinnert.
41. Beim nächsten Spaziergang bewusst auf Geräusche achten, die wir sonst überhören.
42. Ein Gewürz oder eine Pflanze nur durch den Geruch erraten.
43. Einen Satz aufschreiben und danach rückwärts lesen.

44. Einen Einkaufszettel auswendig lernen und erst im Laden aufschreiben.
45. Eine Minute lang einen Raum betrachten und danach versuchen, ihn aus dem Gedächtnis zu beschreiben.
46. Beim Fernsehen oder Radiohören nach fünf Minuten das Gerät ausschalten und den Inhalt zusammenfassen.
47. Ein vertrautes Symbol (zum Beispiel eine Münze oder ein Logo) aus dem Kopf nachzeichnen und dann mit dem Original vergleichen.
48. Einen ganzen Tag lang auf das Wort »Ich« verzichten.
49. Bei einem Treffen mit einem Freund oder einer Freundin bewusst nichts reden und beobachten, welche Kommunikation entsteht.
50. Einen kurzen Moment aus dem eigenen Leben aufschreiben – aber so, als wäre es der Anfang eines Krimis oder Science-Fiction-Romans.

Ist etwas dabei, das Ihnen Spaß machen würde? Der Schriftsteller mit dem Künstlernamen Dr. Seuss schrieb seine Werke wie *Der Grinch – oder die geklauten Geschenke* oder *Der Kater mit Hut* zwar für Kinder, aber ein Satz von ihm gilt definitiv für jedes Alter bis hundert und darüber hinaus: »Du wirst nie gelangweilt sein, wenn du etwas Neues ausprobierst. Es gibt wirklich keine Grenze dafür, was du tun kannst.«

PUNKT 7

Fühlen Sie mit

Wenn wir uns in andere Menschen hineinversetzen und mit ihnen fühlen, trainieren wir wichtige Hirnareale. Was aber tun, wenn wir nicht der empathische Typ sind?

Elisabeth Gürtler erzählt. Tourismus ist ein Metier, in dem Empathie enorme Bedeutung hat. Wenn neue Gäste ankommen, müssen wir intuitiv erkennen, wie sie sind, wo sie stehen, was sie wollen und wie sie sich gerade fühlen. Wir müssen uns in sie hineindenken und -fühlen können. Nur so können wir ihnen auf Augenhöhe begegnen und ihre Wünsche erfüllen, bevor sie ihnen selbst bewusst werden. Gute Touristiker üben sich ganz automatisch ab ihrem ersten Tag im Job in Empathie. Die wirkt ansteckend. Gäste sind dann auch verständnisvoller, wenn einmal etwas schiefgeht. Amerikaner sind übrigens besonders empathisch, auch wenn viele über sie klagen. Sie sind offen für ihre Umgebung, interessieren sich für uns und unsere Kultur und wollen wissen, wie die Dinge hier laufen. Dabei sind sie meist freundlich und gut gelaunt.

Auch im Management ist Empathie wichtig. Manager sind nur so gut wie ihre Mitarbeiter und da kommt es darauf an, intuitiv zu erkennen, wie sie sind, was sie bewegt und wo ihre Stärken und Schwächen liegen. Nur so lassen sie sich richtig und erfolgreich einsetzen, nur so fühlen sie sich in ihrem Job wohl und entwickeln sich weiter.

Ich beobachte meine Mitarbeiter deshalb aufmerksam und denke mich in sie hinein. Einer wünschte sich unbedingt sein Pianino in seinem Zimmer im Mitarbeiterhaus aufzustellen, was ich interessant fand. Mit der Zeit bestätigte er den Schluss, den ich daraus gezogen hatte. Er war sehr kultiviert, weshalb ich ihn für den Umgang mit besonders anspruchsvollen Gästen einsetzte. Empathie und dazu die richtigen Umgangsformen, das ist eine unschlagbare Kombination.

Was die Wissenschaft sagt. Es ist immer wieder verblüffend, wie sich antike Philosophen, Naturforscher und Universalgelehrte mit nichts als Beobachtungen, Selbstreflexionen und Grundlagen in Wissenschaften wie der Mathematik, der Physik oder der Medizin an Gegebenheiten in diesem Kosmos herangetastet haben, die wir heute als große Erkenntnisse der modernen Wissenschaft feiern. So etwa umrissen sie in ihren Schriften bereits einen Zusammenhang zwischen der Fähigkeit, mit anderen Menschen mitzufühlen, und der eigenen geistigen Gesundheit. Ein Zusammenhang, den wir selbst erst zu erkennen im Begriff sind.

Für die Stoiker, eine philosophische Schule, der zufolge Menschen durch Vernunft, Tugend und Gelassenheit gegenüber äußeren Umständen ein erfülltes und glückliches Leben führen können, war Empathie ein Mittel zur inneren Ruhe. Sie empfahlen eine vernünftige, wohlwollende Haltung gegenüber anderen Menschen. Einer der bekanntesten Stoiker, der bereits erwähnte römische Kaiser und Philosoph Marcus Aurelius, beschrieb soziale Verbundenheit und das Verständnis für andere als Voraussetzung für einen friedvollen Geist. Auch wenn die Stoiker gemeinhin als emotionslos gelten, förderten sie damit eine rationale Form der Empathie.

Dass Empathie über neurobiologische Prozesse den menschlichen Geist gesund halten kann, und zwar bis ins hohe Alter, konnte noch keiner der antiken Intellektuellen wissen. Doch viele ihrer Überlegungen nahmen ein Phänomen vorweg, das mehr als 2000 Jahre später der Dalai Lama in seinem Buch *Das Lächeln des Himmels* so auf den Punkt brachte: »Mitfühlendes Handeln ist gut für unsere geistige Gesundheit.«

Empathie als Schutzschild für das Gehirn

Medizinisch belegen lässt sich das unter anderem mithilfe der Spiegelneuronen. Das sind spezielle Nervenzellen im Gehirn, die uns die Gefühle und Absichten anderer verraten. Dies, indem sie uns quasi »spüren« lassen, was diese anderen gerade erleben.

Wenn wir beispielsweise jemanden sehen, der sich an einer Tasse heißem Tee die Finger verbrennt und dabei das Gesicht verzieht, feuern unsere Spiegelneuronen, sodass wir selbst kurz zusammenzucken, weil wir unbewusst mitfühlen. Wenn uns jemand traurig erscheint, aktivieren unsere Spiegelneuronen ähnliche Gehirnregionen, ganz so, als wären wir selbst traurig.

Das ist nicht nur wertvoll im Sinne einer gesunden und harmonischen sozialen Interaktion, es hat auch

Bedeutung bei der Demenzprophylaxe. Denn sobald wir uns in jemanden anderen hineinversetzen, werden wichtige Areale unseres Gehirns aktiv.

Die Spiegelneuronen befinden sich im präfrontalen Cortex, im anterioren cingulären Cortex und im inferioren Parietallappen. In diesen Regionen geht es auch um Entscheidungsfindung, Impulskontrolle, soziales Verhalten und Planung, um Emotionsregulation, Fehlererkennung, Konfliktverarbeitung, um räumliche Wahrnehmung, Bewegungskoordination, Aufmerksamkeit und die Verarbeitung von Körperschemata sowie sozialen Signalen. Sie alle aktivieren wir, wenn wir uns in ein Gegenüber hineinfühlen.

Auch unser limbisches System aktivieren wir dabei und tun ihm auf diese Weise Gutes. Zuständig ist dieses Netzwerk aus Hirnregionen für Emotionen, Gedächtnis und Motivation. Die Amygdala spielt als Teil davon eine Schlüsselrolle bei der Verarbeitung von Angst, beim emotionalen Lernen und bei der Bewertung von Bedrohungen. Der Hippocampus – ein zentraler Bestandteil des limbischen Systems – unterstützt ebenfalls unser Gedächtnis und unsere räumliche Orientierung. Der präfrontale Cortex gehört eigentlich zum Frontallappen, steht aber in enger Verbindung mit dem limbischen System, insbesondere bei der Emotionsregulierung und der Entscheidungsfindung.

Viele neurodegenerative Erkrankungen schwächen genau diese Fähigkeiten. Regelmäßige empathische

Interaktionen stärken sie, weil sie unsere Neuroplastizität stimulieren. Unser Gehirn bildet neue Verknüpfungen. Unsere kognitive Reserve wächst.

Ein Dankeschön des Gehirns

Empathie aktiviert dabei unser Belohnungssystem, was uns ebenfalls bei der Demenzprophylaxe unterstützen kann. Unser Gehirn schüttet bei empathischem Verhalten Dopamin aus. Wir erleben Glücksmomente und Motivationsschübe. Freude und Zufriedenheit steigen. Regelmäßige Dopamin-Ausschüttungen unterstützen unsere geistige Fitness.

Empathie reduziert zudem den für unser Gehirn so schädlichen Stress. Der Spiegel des ungeliebten Stresshormons Cortisol sinkt, wenn wir uns in andere hineinversetzen und mit ihnen mitfühlen. Der des Oxytocins, des Bindungshormons, steigt. Wovon unser Immunsystem profitiert. Oxytocin aktiviert entzündungshemmende Prozesse. Unser Gehirn sagt »danke«.

Empathie lässt sich trainieren

Das mag ja alles gut und schön sein, denken Sie jetzt vielleicht, aber was sollen wir tun, wenn wir einfach nicht der empathische Typ sind? Gibt es das überhaupt, den empathischen und den nicht empathischen Typ?

Fest steht, dass alle Menschen über die notwendigen Werkzeuge für empathisches Verhalten verfügen, über Spiegelneuronen, einen präfrontalen Cortex und eine Amygdala. Fest steht auch, dass die Fähigkeit zur Empathie, etwa durch soziale Prägungen, unterentwickelt sein kann, dass sie sich aber durch neue soziale Erfahrungen oder gezielte Übungen wie Perspektivenübernahme und Mitgefühlstraining entwickeln lässt. Die Weltliteratur ist voller Figuren, die zunächst ein Herz aus Stein hatten und schließlich ihr mitfühlendes Wesen entdeckten.

Ebenezer Scrooge aus Charles Dickens' berühmtem *Weihnachtsmärchen* zum Beispiel ist anfangs ein kaltherziger, geiziger Geschäftsmann, lernt dann durch die Geister der Weihnacht Mitgefühl und verändert sein Verhalten grundlegend.

Jean Valjean aus Victor Hugos *Les Misérables* ist als ehemaliger Sträfling anfangs verbittert und rücksichtslos, entwickelt aber durch die Großzügigkeit eines Priesters Mitgefühl und widmet sein Leben daraufhin der Hilfe für andere.

Doch wie erlernen wir Empathie, wenn uns weder die Geister der Weihnacht noch großzügige Priester begegnen? Durch aktives Zuhören zum Beispiel, eine im Grunde einfache Sache. Wer aufmerksam auf Gesprächspartner eingeht, verbessert seine Fähigkeit zur Empathie. Blickkontakt und gezielte Fragen helfen dabei. So einfach kann es sein.

Perspektivenwechsel, also der Versuch, die Welt oder zumindest einen Teil von ihr durch die Augen eines Gegenübers zu betrachten, ist auch keine Hexerei.

Zugegeben, in Mode ist das derzeit nicht, aber so ein Perspektivenwechsel hat auch den Vorteil, unseren Horizont zu erweitern.

Unterstützen können wir unsere Verwandlung in empathischere und besser vor Demenz geschützte Menschen auch durch Bücher oder Filme mit tiefgründigen Charakteren. Die Auswahl ist riesig und Geschmäcker sind verschieden. Zwei Empfehlungen seien an dieser Stelle dennoch gegeben.

Harper Lees Roman *To Kill a Mockingbird* (zu Deutsch: *Wer die Nachtigall stört*) lehrt unprätentiös Empathie durch die Augen der jungen Erzählerin Scout, die Menschen unabhängig von Vorurteilen wahrzunehmen beginnt. Besonders die Figur Atticus Finch, ein moralisch integrer Anwalt, der einen unschuldig angeklagten Schwarzen verteidigt, lebt Mitgefühl und Gerechtigkeit vor.

Steven Spielbergs Film *Schindlers Liste* bewirkt Ähnliches wie die Lektüre von Harper Lees Buch. Er schildert die wahre Geschichte Oskar Schindlers, eines deutschen Unternehmers, der sich vom Opportunisten zum Retter hunderter jüdischer Menschen entwickelt.

Empathie und emotionale Intelligenz lassen sich auch durch Selbstreflexion steigern. Wer sich selbst wahrnimmt, lernt dabei, auch andere wahrzunehmen. Parallel dazu empfehlen sich Übungen in Achtsamkeit. Wer aufmerksamer gegenüber seiner Umgebung ist, geht nicht nur besser mit anderen Menschen um, bemerkt ihre Gefühle schneller und tut dabei etwas für seine Demenzvorbeugung, er erlebt auch den Moment intensiver.

Eine einfache Übung

Es gibt eine einfache Empathie-Übung, die wir ohne viel Aufhebens in unseren Alltag integrieren können. Bevor wir einen Raum betreten, in dem wir Menschen beruflich oder privat begegnen werden, halten wir eine Minute lang inne und überlegen, wen genau wir gleich treffen werden. Wer sind diese Menschen? Wie geht es ihnen? Was sind ihre Erwartungen an diese Begegnung? Was wissen wir darüber, was in ihrem Leben gerade wichtig ist?

Eine Minute reicht meist und dennoch trainieren wir damit unsere Empathie und stärken die Widerstandskraft unseres Gehirns. Ganz abgesehen davon, dass Begegnungen, die mit dieser Übung beginnen, wie durch gute Geister der Weihnacht geleitet ganz anders verlaufen als ohne diese kurze Nachdenkminute.

Bis die Wissenschaft die Zusammenhänge zwischen Empathie und Neurologie im Detail dokumentiert hat, werden vielleicht noch einige Jahre vergehen. Wir empfehlen trotzdem, schon jetzt mit Empathie-Übungen anzufangen. Bald werden Sie dann selbstreflektiert genug sein, um zu spüren, wie Sie dabei ungenutzt vor sich hin alternde Hirnareale aktivieren. So wie einst die antiken Denker.

PUNKT 8

Reisen Sie

Neue Eindrücke strömen auf uns ein: mehr, als wir je mit unserer Handykamera festhalten können. Wir sind ständig herausgefordert, wachsamer als sonst und glücklicher, auch wegen der neuen Begegnungen, die mit dem Reisen einhergehen. Auf vielfältige Weise erfrischt es unser Gehirn: nicht nur für den Moment, es stärkt auch unsere neurologischen Netzwerke für die Zukunft.

Elisabeth Gürtler erzählt. Ein Wochenende in New York oder eine Winterwoche auf den Seychellen? Ich verstehe Menschen, die solche Reisen lieben, aber in mein Lebenskonzept passen sie nicht. Ich bin ständig unterwegs, zwischen Seefeld, Wien und Niederösterreich: Dort arbeite ich oder habe meine Wohnsitze und dann kommen noch jedes Jahr zwei bis drei größere Reisen dazu. Unser Seefelder Hotel ist mit rund vierhundert anderen unabhängigen Hotels aus aller Welt Mitglied bei der 1928 gegründeten Vereinigung The Leading Hotels of the World organisiert jährlich mehrere Sales Events, bei denen ich unser Haus internationalen Partnern präsentiere. Dafür muss ich quer durch die Welt reisen, zuletzt nach Jeddah, Muscat, Mumbai und Delhi. Da hat es einen Wert, auch einmal nicht die Reisekoffer in Griffweite zu haben.

Meine Sommer gehören sowieso Seefeld, wo ich sie schon als Kind glücklich verbracht habe. Die Natur hier ist ein Paradies mit Almen, die sich an die majestätischen Berge schmiegen. Bergseen spiegeln den Himmel wider und Bäche durchziehen die Wälder. Die Menschen sind herzlich und traditionsbewusst. Sie pflegen ihre alpenländische Kultur mit Stolz und bewahren das regionale Brauchtum. Ich fühle mich hier wohl.

Mir ist aber bewusst, wie sehr mich das Reisen fordert. Wäre ich nicht beruflich zum Reisen verpflichtet, würde ich mir wohl nicht gerade nur Metropolen ansehen, ganz unabhängig davon, dass Professor Huber meint, ich würde damit Demenz vorbeugen.

Was die Wissenschaft sagt. Eine andere Stadt, eine fremde Sprache, unbekannte Gerüche und Klänge bringen das Denken in Schwung und halten unser Gehirn jung.

Es fängt schon bei der Planung an. Wir müssen das Reiseziel auswählen und dazu Informationen über verschiedene Orte sammeln und vergleichen. Wir müssen ein Reisebudget kalkulieren, samt Kosten für Transport, Unterkunft, Verpflegung und Aktivitäten, die Reiseroute planen, die Bus-, Bahn- und Flugverbindungen recherchieren, Unterkünfte hinsichtlich Preis, Lage und Bewertungen vergleichen, das Gepäck zusammenstellen, lokale Gesetze, Sitten und Gepflogenheiten prüfen, um Missverständnisse zu vermeiden, klären, ob wir Impfungen oder bestimmte Medikamente brauchen, und eine Zeitplanung mit ausreichend Puffern vornehmen, unter Berücksichtigung der Zeitverschiebung.

Dann die Reise selbst. Wir müssen uns anhand von Schildern und Plänen auf Flughäfen oder Bahnhöfen zurechtfinden, in fremden Städten navigieren, vielleicht mit einer fremden Währungen umgehen und in einer fremden Sprache kommunizieren, uns einer fremden Kultur anpassen, in unerwarteten Situationen bestehen, uns dem Wetter fügen, potenziell gefährliche Situationen vermeiden und schließlich die Rückreise organisieren. Auch das Reisen kann zur Routine werden, aber so ganz wird es das nie.

Reisen fordern uns heraus

Wissenschaftler erforschen die Effekt des Reisens seit Jahren. Der amerikanische Sozialpsychologe Adam Galinsky etwa, Professor an der Columbia Business School, stellte einen Zusammenhang zwischen Reisen und der Kreativität her. »Der Schlüssel liegt im multikulturellen Eintauchen«, erklärte er in einem Interview. Wer sich im Ausland aufhalte und sich nicht auf die fremde Kultur einlasse, werde weniger davon profitieren als jemand, der die veränderte Umgebung an sich heranlasse. Wer also im Bus zu seiner Airbnb-Unterkunft fährt, hat mehr davon als jemand, der sich vom Shuttleservice zum örtlichen Hotel einer internationalen Kette bringen lässt und dann womöglich bei McDonald's das gleiche Abendessen wie in seiner Heimatstadt zu sich nimmt. Das gilt für die kreative ebenso wie für die kognitive Leistungsfähigkeit.

Die heilsame Suche nach neuen Wegen

Wer gerne reist, braucht aber keine Studien, um diese Zusammenhänge zu verstehen. Eine Reise verändert den Alltag. Sie zwingt das Gehirn, neue Wege zu gehen. Wo ist dieser Markt, der auf Facebook so opulent ausgesehen hat? Wie gelange ich zu der Sehenswürdigkeit, die hier ein fixer Programmpunkt ist? Wie um Himmelswillen soll ich den Fahrplan mit diesen seltsamen Schriftzeichen und Symbolen verstehen?

Eine Stadt wie Rom mit ihren verwinkelten Gassen oder eine Reise nach Japan mit seinen ungewohnten Schriftzeichen fordern das Gehirn heraus. Gerade deshalb können die Erinnerungen an solche Reisen ein Leben lang bleiben.

Neue Menschen in einer neuen Welt

Zudem bringt Reisen Menschen zusammen. In Cafés, auf Märkten oder in Hotels entstehen Gespräche. Das verhindert Einsamkeit, die als Risikofaktor für Demenz vielfach unterschätzt wird.

Begegnungen – und seien es auch nur kurze wie etwa beim Erfragen des richtigen Weges – aktivieren das Gehirn, weil sie Empathie, Kommunikation und Erinnerungsvermögen voraussetzen. Ein Gespräch mit einem Fischer in Kroatien, eine Diskussion mit einem Taxifahrer in Marokko oder ein Abendessen mit anderen Gästen in einer portugiesischen Pension bereichern den Geist.

Goethes und Homers Reiselust

Johann Wolfgang von Goethe beschrieb in seinen Briefen aus Italien, wie ihn die Eindrücke einer fremden Kultur geistig beflügelten. »Ich bin in einer neuen Welt und mir selbst ein neuer Mensch.«

In Homers *Odyssee* bleibt Odysseus auch deshalb geistig stark, weil er reist, könnten wir interpretieren.

Er begegnet fremden Völkern, überwindet Herausforderungen und bleibt wachsam. Seine Abenteuer halten ihn geistig klar genug, um die Aufgaben zu meistern, die ihn bei seiner Heimkehr erwarten. Immerhin muss er die Freier besiegen, die sein Haus belagern, und um die Hand seiner treuen Frau Penelope anhalten, um König zu werden.

In Jonas Jonassons humorvollem Weltbestseller *Der Hundertjährige, der aus dem Fenster stieg und verschwand* beweist die Figur des alten Allan Karlsson, dass wir nie zu alt sind, um aufzubrechen. Seine Reise bringt ihn an neue Orte, er begegnet neuen Menschen, meistert Herausforderungen und bleibt dadurch mental aktiv.

Vielleicht liegt im Doppelsinn des Wortes »Aufbruch« ja ein Hinweis auf die Wohltaten, die Reisen für unser Gehirn bereithalten. Wir müssen uns schnell und gründlich für neue Informationen und Eindrücke öffnen – also »aufbrechen« – und das belebt unsere neuronalen Netzwerke.

Zwanglose Bewegung

Vorteilhaft für das Gehirn ist die körperliche Bewegung, die mit dem Reisen automatisch einhergeht und die sich oft von der Bewegung unserer Alltagsroutine unterscheidet. Spaziergänge durch fremde Städte oder Wanderungen in der Natur kräftigen und fördern die Durchblutung des Gehirns.

Dass Bewegung bei der Demenzprophylaxe eine zentrale Rolle spielt, ist hinlänglich bekannt. Die Weltgesundheitsorganisation (WHO) empfiehlt Erwachsenen mindestens 150 Minuten moderate oder 75 Minuten intensive körperliche Aktivität pro Woche, um das Risiko des geistigen Abbaus zu reduzieren. Denn Bewegung versorgt das Gehirn mit Sauerstoff und trägt dazu bei, mentale Fähigkeiten zu erhalten (siehe dazu auch unsere Punkte 3 und 13).

Beim Reisen haben wir allerdings den Vorteil, uns nicht erst zur Bewegung überwinden zu müssen. Sie ist natürlicher Bestandteil des Reisens. Wir brauchen nur auf den Schrittzähler zu achten. Wenn wir barfuß am Strand entlangwandern, ein paar Sehenswürdigkeiten umrunden oder uns zweimal auf dem Weg zu dem Restaurant von der Geheimtipp-Seite verirren, kommen ganz von selbst mehr Schritte zusammen als daheim. Die oft langen Wege auf den Flughäfen noch gar nicht mitgerechnet.

Reisen macht glücklich und hält jung

Ein Sonnenuntergang in der Toskana, der Duft von Gewürzen auf einem Markt in Istanbul oder das Rauschen des Meeres in Thailand hinterlassen bleibende Eindrücke. Solche Erinnerungen sind Anker für das Gedächtnis.

Reisen ist zudem mit jeder Menge Freude verbunden, also mit neurologisch wertvollen Dopamin-ausschüttungen. Zunächst ist da die Vorfreude, dann die Freude über die Erlebnisse und die neuen Eindrücke und schließlich die Freude über die gesammelten Erinnerungen, die wir manchmal mit unserer Handykamera gar nicht in all ihrer Tiefe dokumentieren können.

Therapie bei beginnender Demenz

Es gibt Hinweise darauf, dass das Reisen auch für Menschen mit beginnender Demenz positive Effekte haben kann, weshalb Demenz-Patienten und ihre Angehörigen aus Angeboten für betreutes Reisen wählen können. Neue Umgebungen und positive soziale Erfahrungen können demnach das emotionale Wohlbefinden steigern und den kognitiven Abbau hinauszögern.

Reisen in Städte oder Landschaften mit emotionalem Bezug können Betroffenen zudem helfen, Erinnerungen zu reaktivieren und ein Gefühl von Normalität zu erleben. Orte, an denen wir in unserer Kindheit und Jugend glücklich waren – bei unserer Maturareise, beim ersten Urlaub mit einer großen Liebe oder während unserer Flitterwochen – eignen sich besonders gut. Sie helfen, uns wiederzufinden, wenn wir schon halb im Begriff sind, uns zu verlieren.

Ein kleiner Tipp für Autoreisende

Wenn wir mit dem eigenen Auto reisen, bleiben wir im Vergleich zum Fliegen oder Bahnfahren eher in unserer Komfortzone. Doch auch hier gibt es eine einfache Möglichkeit, für unser Gehirn, mehr herauszuholen. Wenn wir versuchen, die Fahrt ohne Navi zu schaffen.

Das stärkt unser räumliches Vorstellungsvermögen, weil wir uns aktiv mit Karten, Straßennamen und Orientierungspunkten auseinandersetzen müssen. Zudem verbessert es unser Gedächtnis, weil wir uns Routen, Abzweigungen und markante Orte einprägen müssen. Nebenbei schulen wir unser Problemlösungsverhalten, weil wir spontan auf unerwartete Straßensperren oder Umleitungen reagieren müssen.

Unsere Orientierungsgabe und unsere Konzentrationsfähigkeit profitieren ebenfalls, wenn wir nicht blind den Anweisungen einer freundlichen Stimme aus den Bordlautsprechern folgen, sondern selbst aufmerksam bleiben müssen. Ebenso unsere Fähigkeit zum logischen Denken, weil wir Entfernungen, Richtungen und alternative Wege einschätzen müssen.

Darüber hinaus verbessert sich unsere Reaktionsfähigkeit und wir schulen unsere Achtsamkeit. Wir nehmen unsere Umgebung intensiver wahr, wenn wir selbst Ausschau nach Sehenswürdigkeiten, Tankstellen oder Restaurants halten. Von den heilsamen

Dopamin-Ausschüttungen, wenn wir es geschafft haben, ganz zu schweigen.

US-Taxi- und professionelle Rettungswagenfahrer haben jedenfalls laut einer im *British Medical Journal* erschienen Studie ein mindestens um die Hälfte geringeres Risiko, an Alzheimer zu sterben als andere Menschen. Das hat eine Auswertung der Daten von neun Millionen Verstorbenen ergeben. Möglicherweise ist das der Effekt komplexer Orientierungsaufgaben für das Gehirn.

Ohne Navi Autofahren? Das geht nicht? Da können wir nur sagen: Erinnern Sie sich mal zurück ...

PUNKT 9

Meditieren Sie, ohne zu meditieren

Wir haben es alle schon gehört: Meditation ist gut für das Gehirn. Dutzende Studien belegen das. Bloß was tun wir, wenn wir noch nie etwas mit Mantras und Räucherstäbchen zu tun haben wollten und dann auch noch eher der ungeduldige Typ sind? »Meditation ist gar nicht meins«, sagt auch Elisabeth Gürtler. Versuchen wir, sie zu überzeugen.

Der 14-Punkte-Plan. So steht es als Untertitel auf diesem Buch, was nicht heißt, dass Sie für Ihre Demenzvorbeugung alle Punkte umsetzen müssen. Wählen Sie aus, was zu Ihnen passt. Ihre Komfortzone dabei zu verlassen, das gehört dazu, aber gegen ihre Natur zu handeln, würde nur zusätzlichen Stress verursachen. Stress, von dem wir inzwischen wissen, dass er unserem Gehirn schadet.

Elisabeth Gürtler zum Beispiel fühlt sich von Meditation gestresst. Wer sie kennt, weiß um ihre unruhige Natur. Lange still zu sitzen ist nicht ihre Sache. Wenn sich nichts tut, ändert sie das im Handumdrehen. Ihr Leben ist Bewegung, Aktivität und Abwechslung. Ihren Hotelgästen bietet sie Yoga, Pilates und Qigong und im Spa-Bereich auch Meditationen für inneres Gleichgewicht sowie zur geistigen Erfrischung und Inspiration an. Für sie ist das alles jedoch nichts. Doch es hat erstaunliche Vorteile.

Meditation stärkt unsere kognitiven Funktionen, indem diese Stress abbaut, die Konzentrationsfähigkeit erhöht und eine emotionale Balance herstellt. Menschen, die regelmäßig meditieren, haben mehr graue Substanz in Hirnregionen, die für das Gedächtnis, die Entscheidungsfindung und die Gefühlsregulierung verantwortlich sind. Wie die meisten unserer anderen Vorschläge reduziert sie Entzündungen im Gehirn, die mit Demenz in Verbindung stehen.

Immer dieses esoterische Getue

Meditation tut also nur Gutes und wir alle wären gerne eifrige Meditierer. Bloß gibt es Hürden, selbst für jene, die besser ruhig sitzen können als Elisabeth Gürtler.

Da ist zum Beispiel dieses Brimborium mit Mantras und Räucherstäbchen, mit dem die Meditation meist einhergeht. Dann diese Meditationsgruppen, bei denen jemand, der sich zwischendurch am Arm kratzt, gleich als Verlierer gilt, weil er das Jucken mangels tiefer Versenkung überhaupt gespürt hat und dann auch noch über zu wenig Selbstkontrolle verfügte, um es auszuhalten. Ganz abgesehen von allen anderen Strapazen des Versenktseinmüssens auf Bestellung.

Gehören Sie auch zu den Menschen, denen immer etwas durch den Kopf geht, die in der einen Situation immer schon darüber nachdenken, wie sie die nächste meistern, und denen Klangschalen auf die Nerven gehen? Da habe ich eine gute Nachricht für Sie: Meditieren geht gewissermaßen auch ohne Meditieren.

Das Thomas-Brezina-Phänomen

Mir fällt dazu mein Verlagskollege Thomas Brezina ein. Ich habe mich oft gefragt, wie er bereits mehr als sechshundert Bücher schreiben konnte, zudem unzählige Hörspiele, Theaterstücke, Bühnenprogramme und Musicals, das alles neben seiner Tätigkeit als

Moderator im Kinderfernsehen. Und warum er immer weiter Bücher schreiben will, obwohl er in diesem Bereich alles erreicht hat, was es zu erreichen gibt. »Ich brauche das Schreiben«, sagte er einmal zu mir. »Für mich ist es Meditation, mit allen positiven Auswirkungen, die Meditation hat.«

Das hatte er nicht einfach so dahingesagt, stellte ich auf Nachfrage fest. Denn Brezina folgt beim Schreiben und bei seiner Einstimmung darauf wie bei einer echten Meditation einem bestimmten, immer gleichen Ritual. Er setzt sich an seinen Schreibtisch und spielt zunächst online sein Lieblingsspiel Backgammon. Dabei kommt er an einen Punkt, an dem er fast wie von selbst anfängt, an seinen Kinder- und Erwachsenenbüchern zu arbeiten.

Dann schreibt er – manchmal stundenlang – und hält sich dabei auf einer ganz bestimmten, fast tranceartigen Bewusstseinsebene auf. Diesen Zustand sucht und braucht er. Er führt ihn weg von den Kalamitäten dieser Welt, befreit ihn von Ängsten und Sorgen und erfrischt ihn. Es kann auch manchmal zu viel werden, wenn sein Verlag Druck macht, seine Bücher schneller und noch mehr davon haben will. Im Normalfall tut diese Art zu schreiben aber tatsächlich alles für ihn, was auch klassische Meditation kann.

Wenn Brezina aus diesem besonderen Zustand erwacht, ist er ein anderer Mensch. »Manchmal kann ich mich gar nicht mehr richtig erinnern, worum es in einem Buch gegangen ist, obwohl ich gerade erst den letzten Punkt dahinter gesetzt habe«, erzählte er einmal.

Brezina, 62 Jahre alt, ist geistig verblüffend jung geblieben. In den vergangenen Jahren hat er sich unter anderem eine reichweitenstarke Instagram- und TikTok-Präsenz aufgebaut und bei seinen Lesungen hängen Teenager an seinen Lippen. Wir dürfen deshalb vermuten, dass seine Schreib-Meditation zu seiner geistigen Fitness beiträgt. Ebenso viel, wie die aus der tibetisch-buddhistischen Tradition stammende analytische Meditation und die Tonglen-Meditation zur geistigen Fitness des Dalai Lama beitragen.

Wir können meditieren, ohne uns dessen bewusst zu sein, und trotzdem davon auf neuronaler Ebene profitieren, das belegt Brezinas Arbeitsweise.

Die Meditationsklassiker

Grundsätzlich eignen sich drei Meditationsübungen besonders gut zur Demenzprävention.

- Die Achtsamkeitsmeditation, bekannt auch als Mindfulness-Meditation. Dabei lenken wir unsere Aufmerksamkeit auf den gegenwärtigen Moment und beobachten unsere Gedanken, ohne sie zu bewerten oder festzuhalten.
- Die Metta-Meditation, bekannt auch unter dem etwas nach Esoterik-Kitsch klingenden Namen

Loving-Kindness-Meditation. Dabei senden wir bewusst »liebende Güte« und Wohlwollen zunächst an uns selbst, dann an Nahestehende, schließlich auch an Menschen, zu denen wir neutral stehen und am Ende an alle Wesen dieser Welt, indem wir Wünsche wie »Mögest du glücklich sein« innerlich wiederholen.

- Die Konzentrationsmeditation, bei der wir unseren Fokus auf einen bestimmten Punkt legen, beispielsweise auf den Atem oder ein Mantra.

Das alles geht auch ohne stundenlanges Sitzen im Lotussitz. Es hilft schon, wenn wir nur wenige Minuten durchhalten, und es lässt sich auch im Bus, im Kaffeehaus oder im Wartezimmer eines Arztes machen. Dennoch ist es verständlich, wenn viele Menschen damit nichts zu tun haben wollen. Schon alleine wegen der Betulichkeit, mit der uns ebenso bunt wie schräg gekleidete Gurus ihre Meditationstechniken ans Herz legen wollen.

Wir meditieren, ohne es zu merken

Sehen wir uns also pragmatische Möglichkeiten an, die »Thomas-Brezina-Methode« in unser Leben zu bringen oder dort womöglich sogar schon zu entdecken. Da stellt sich zunächst die Frage: Gibt es etwas, bei dem wir Ähnliches wie Brezina beim Schreiben erleben? Ein Hobby, das wir gerne ausüben? Betätigen wir uns vielleicht künstlerisch und erleben wir uns dabei manchmal auf einer anderen Bewusstseinsebene? Wenn es in Ihrem Leben so etwas gibt, dann seien Sie dankbar dafür und geben Sie ihm so viel Raum, wie Sie wollen und können.

Der Geist auf Wanderschaft

Die wohl einfachste Möglichkeit der unprätentiösen Meditation besteht darin, allein und mit lautlos geschaltetem Handy spazieren zu gehen. Dies möglichst in einer stillen Umgebung wie einem Wald. Lassen Sie dabei die Gedanken schweifen und beobachten Sie, wie in einer Achtsamkeitsmeditation, was in Ihrem Kopf passiert.

Ich kenne einen Unternehmer, der schwört, vor allem damit zwei erfolgreiche Firmen aufgebaut zu haben. Am Wochenende geht er drei bis vier Stunden alleine im Wald spazieren und beobachtet form- und zwanglos seine Gedanken. So wie jemand, der an einem Fluss sitzt und zusieht, was da so alles vorbeitreibt.

Manchmal treibt nichts vorbei, hat er mir erzählt, manchmal sind ein paar Gedanken darunter, die er interessant findet und aufschreibt. Meistens sind es Ideen, auf die er auch nach noch so intensivem Grübeln und noch so langen Meetings nie gekommen wäre. »Sie kommen geflogen wie aus dem Universum und wenn ich sie nicht festhalte, fliegen sie dorthin zurück, um wenig später spurlos verschwunden zu sein.«

Egal was da an Gedanken und Ideen kommt, das ist seine Art der Meditation, die wir Reinigungs- und Sortierungsmeditation nennen können und die ihn frisch und klar im Kopf und geistig wie körperlich fit macht. Sein zweites Unternehmen, ein Start-up im Bereich der Biotechnologie, gründete er im Alter von 72 Jahren.

Innehalten, einfach so

Wer nicht so gerne spazieren geht, kann es mit etwas versuchen, das die Gurus dieses Fachgebietes immer gleich Yoga nennen. Wir könnten es auch einfach Stretching nennen, obwohl auch das die Sache nicht genau trifft. Denn im Grunde geht es darum, langsame und bewusste Bewegungen durchzuführen und uns auf sie zu konzentrieren, sie gleichsam mit unserer Aufmerksamkeit zu begleiten. Auch damit können wir, wenn diese Methode zu uns passt, in einen Flow kommen, der uns innerlich weg vom Alltag und seinen kleinen und großen Herausforderungen führt und unsere üblichen Gedankenkreisläufe durchbricht.

Für besonders Eilige eignen sich die Dreißig-Sekunden-Atemübungen. Dazu gehört die Vier-Sieben-Acht-Atmung, die ihren Namen von vier Sekunden einatmen, sieben Sekunden halten und acht Sekunden ausatmen hat. Das beruhigt das Nervensystem sofort. Oder das sogenannte Box Breathing, bei dem wir vier Sekunden einatmen, vier Sekunden halten, vier Sekunden ausatmen, vier Sekunden halten und so weiter.

In der Meditationsliteratur finden sich noch einige weitere Hinweise, wie sich mit wenig Aufwand Effekte der Meditation in einen hektischen Alltag integrieren lassen.

- Beim Zähneputzen oder Duschen einmal wirklich auf die Empfindungen achten, die wir dabei haben.
- Sich beim Essen nur auf den Geschmack und das Kauen konzentrieren, ohne Handy oder Fernseher.
- Sich Naturgeräuschen, gleichmäßigem Rauschen oder instrumentaler Musik hingeben.

Die beste Nachricht dabei: Dreimal am Tag eine Minute lang bewusst zu atmen, die Umgebung zu beobachten oder eine der anderen genannten Übungen durchzuführen, bringt schon etwas.

Reime für die Seele

Alltagstauglich ist auch die Meditationsmethode der Buchautorin Alexandra Grünwald. Die ehemalige Krankenschwester entwickelte sie ursprünglich, um ihren Patienten beim Ausbrechen aus negativen Gedankenspiralen zu helfen. Je nach aktueller Situation sollten sie passende kleine Gedichte für sich selbst schreiben.

Ein Mann zum Beispiel, der Heilung von einer Krankheit anstrebt, kann reimen: »Ich bin ein gesunder Mann, der lang und glücklich leben kann.« Jemand, der ständig in Sorge lebt, kann Zeilen wie diese für sich verfassen: »Ich fasse neuen Lebensmut und alles, was ich tu', wird gut« (so auch der Titel von Grünwalds leider nur noch als E-Book erhältlichem Buch).

Wer so einen Reim gefunden hat, sagt ihn sich einfach in Dauerschleife innerlich vor. Er entkommt damit seinen üblichen Gedankenmustern oder unterbricht sie zumindest und betreibt dabei gleichzeitig so etwas wie Selbsthypnose.

Das Hirn wird sich über die kleine Pause, in der alle anderen Gedanken einfach wegfallen, jedenfalls freuen. Auch wenn das Verfassen solcher Reime nicht jedermanns Sache ist.

Zu echter Größe wachsen

Wer sich in die Meditationstechniken vertiefen kann, der kann durch sie auch etwas gewinnen, das ihr eigentlicher und ursprünglicher Sinn ist. Es geht darum, über uns hinauszuwachsen und dabei zu werden, was wir sein können. Es geht darum, neue Bewusstseinsebenen zu betreten, auf denen wir Erfahrungen sammeln, die wir uns zuvor niemals erträumt hätten.

Im Grunde geht es darum, den eigentlichen Sinn unseres Lebens zu erkennen und zu erfüllen und diesen Planeten eines Tages gewachsen zu verlassen. Dies, um in unserem holistischen Universum in eine neue Daseinsform einzutreten, für die unsere Erde nur ein Trainingsplanet war. Auch für diese größte und wichtigste Lernaufgabe gibt es keine Altersgrenze. Auch für dieses Erkennen ist es nie zu spät. Und auch dabei kann Meditation helfen.

PUNKT 10

Seien Sie friedlich

Die Welt will uns mit ihren aktuellen politischen Vorbildern und ihrer Entertainmentkultur zu Wut und Rache verführen. Doch die Wütenden und Rachsüchtigen scheinen ein erhöhtes Risiko für neurodegenerative Erkrankungen zu haben. Es gibt einen Zusammenhang zwischen Harmonie, Frieden und Vergebung mit unserer körperlichen und geistigen Gesundheit.

Elisabeth Gürtler erzählt. Ich habe mit den Jahren gelernt, friedlicher zu sein. Es ist wohl eine der mit dem zunehmenden Alter einhergehenden Entwicklungen, für die wir dankbar und auf die wir stolz sein können. Bei allem, was ich beruflich und privat tue, versuche ich, Konflikte so gut wie möglich zu vermeiden.

Ich habe bei der Aufteilung unseres väterlichen Erbes nie darüber nachgedacht, ob ich zu viel oder zu wenig bekommen habe. Ich war zufrieden mit dem, was ich bekam, und ließ es darauf beruhen. Es ist schrecklich, was sich Menschen wegen Streitigkeiten um Besitz antun. Sie steigern sich hinein und machen sich kaputt. Schade um die Zeit und die Kraft, die das kostet.

Als meine Kinder und mein Schwiegersohn die Sacher-Gruppe übernahmen, war mir klar, dass ich mich nicht weiterhin einmische. Wer will schon ständig die eigene Mutter mit guten Ratschlägen in der Tür stehen haben? Also zog ich mich zurück. Das ist jetzt ihr Ding und sie sollen es machen, dachte ich mir.

Das fiel mir schwerer, als es hier klingt. Dennoch war es eine wichtige Entscheidung, mit der ich wahrscheinlich viele Konflikte vermied. Konflikte, die überflüssig gewesen wären, wie der Erfolg meiner Kinder zeigt.

Konfliktvermeidung im Beruf

Konflikte gehören zum Leben. Es kann nicht immer nur alles eitel Sonnenschein sein. Das würde wohl auch Stillstand bedeuten. Ich habe allerdings gelernt, mögliche Quellen für Konflikte rechtzeitig zu erkennen. Negative Energie tut nie gut. Ich vermeide Konflikte daher nach Möglichkeit und wenn es dazu kommt, wähle ich meine Worte mit Bedacht.

Da fällt mir die Sache mit einem Aufzug in meinem Hotel in Seefeld ein. Er wurde zu spät fertiggestellt, was viele Gäste massiv verärgert hatte. Wer geht schon gerne so viele Treppen hinauf und hinunter und das mehrmals am Tag? Ich konnte deshalb viele Zimmer nicht vergeben und musste zahlreiche Gäste upgraden, in größere Zimmer, die über andere Aufzüge mühelos erreichbar waren. Das alles war ein Kraftakt, der mit Kosten verbunden war. Was sollte ich also tun? Ich hätte dem Konflikt mit der Aufzugfirma natürlich aus dem Weg gehen und die mangelhafte Leistung schweigend hinnehmen können, aber das sah ich nicht ein. Also dokumentierte ich die Beschwerden. Mit diesen Unterlagen ersuchte ich die Firma um einen Preisnachlass bei den Einbaukosten. Das funktionierte. Es gab keinen Streit und wir konnten weiter miteinander arbeiten.

Nachgeben, den Frieden wahren und bei unvermeidlichen Konflikten ruhig bleiben, das spart Zeit und Energie und Professor Huber meint: Es hält auch gesund, den Körper ebenso wie den Geist. Recht hat er.

Die Wissenschaft sagt Streit ist anstrengend. Wenn er Tage, Wochen oder gar Jahre dauert, ist er eine ständige Belastung. Wir betrachten ihn als unvermeidlich oder erleben ihn als Beweis für Temperament oder Charakterstärke. Doch wir zahlen dafür eine hohen Preis. Konflikte belasten nicht nur unser Herz, sondern können auch unser Gehirn schwächen.

Wir konzentrieren uns in der Demenzprävention auf Ernährung, Bewegung und kognitives Training. Dabei übersehen wir allzu oft, wie sehr soziale Spannungen unseren geistigen Verfall begünstigen können und wie sehr sich umgekehrt unsere Chance auf geistige Fitness bis ins hohe Alter verbessert, wenn wir harmonische Beziehungen führen, Konflikte auflösen, Wut und Verbitterung loslassen und vergeben.

Dauerkonflikte. Dauerstress. Demenz.

Der Zusammenhang ist relativ einfach. Ständige Konflikte und emotionale Belastung bringen chronischen Stress mit sich. Er löst Entzündungsreaktionen im Gehirn aus. Die Fähigkeit unseres Gehirns, neue Nervenzellen zu bilden, leidet. Unser Hippocampus schrumpft, was als erstes Zeichen einer beginnenden Alzheimer-Demenz gilt.

Wer sich regelmäßig ärgert, riskiert Bluthochdruck mit all seinen Folgen für das Gehirn. Unsere Blutgefäße verengen und verhärten sich dabei, wodurch weniger Sauerstoff und Nährstoffe bei ihm ankommen. Ebenso begünstigt chronischer Stress die Produktion der uns nun schon bekannten Beta-Amyloid-Plaques, die für Alzheimer-Patienten typisch sind.

Abgesehen davon gehen Konflikte oft mit Isolation einher, die das Risiko, an Alzheimer zu erkranken, verdoppeln kann. Dazu kommt oft Schlafmangel, weil Konflikte und emotionale Belastungen unsere Nachtruhe stören und so die Selbstreinigung unseres Gehirns verhindern. Wenn wir uns statt um Vergeltung um Vergebung bemühen, sind wir besser dran. Unser Kopf wird frei. Unser Gehirn kann aufatmen und dankt es uns mit Leistung.

Rachsucht und Vergebung

Wir sehr Rache ein menschliches Bedürfnis ist, zeigen Politiker wie Donald Trump. Konsequent geht er gegen Institutionen und Menschen vor, die anders als er denken und das auch bewiesen haben. Das zeigen aber auch Streamingdienste wie Netflix. Rachethriller sind für sie ein gutes Geschäft. Jemand erfährt ein bitteres Schicksal, entpuppt sich als Elitekämpfer im Ruhestand und nimmt blutige Rache. Das ist ein klassisches Muster und das Publikum ist begeistert.

Millionen Menschen vor den Bildschirmen fühlen sich abgeholt.

Dabei liefert die Weltliteratur ganz andere Vorbilder. Alexandre Dumas zum Beispiel mit seinem weltberühmten Roman *Der Graf von Monte Christo*, der erstmals zwischen 1844 und 1846 als Fortsetzungsroman erschien. Das Werk ist eine der bekanntesten Abenteuergeschichten und erzählt die Geschichte von Edmond Dantès, der nach Verrat und langer Gefangenschaft auf die Insel Monte Christo stößt, einen Schatz findet und als mysteriöser Graf Rache an seinen Feinden nehmen will. Schließlich begreift er, dass Liebe und Vergebung stärker sind als Hass. Er erkennt an, dass Rache nicht seine Aufgabe ist und überlässt das Urteil einer höheren Gerechtigkeit. »Gott allein hat das Recht, zu bestrafen, weil er allein vollkommen ist«, schreibt er am Ende der Frau, die er verloren hat.

Spirituelle Demenzprophylaxe

Womit wir bei einem überraschenden, wenn auch folgerichtigen Aspekt des Zusammenhanges zwischen Harmonie und geistiger Gesundheit sind. Längst thematisieren ihn nicht mehr nur die Naturwissenschaften, auch die Theologie tut das.

Der steirische Bischof Wilhelm Krautwaschl, der für seine Nähe zu den Menschen bekannt ist, hat ein Buch über die Macht der Vergebung geschrieben und kommt darin auch auf deren medizinische Aspekte zu sprechen, bei denen ich ihn unterstützen durfte. »Wenn wir wütend sind, versetzt das unseren ganzen Körper in Alarmbereitschaft. Unser Nebennierenmark schüttet die bekannten Stresshormone Adrenalin und Noradrenalin aus. Unser Herz klopft immer schneller gegen die Brust, unser Blutdruck und der Puls steigen und steigen.« Aber was können wir dagegen tun?

Krautwaschl empfiehlt, über die eigene Wut nachzudenken. Ist es wirklich die Wut, die uns so schlecht fühlen lässt? »Hinter der Wut steckt oft ein ganz anderes Gefühl«, schreibt er. »Wenn wir dieses zugrundeliegende Gefühl aufdecken, machen wir den ersten Schritt zu Frieden und Vergebung.«

Die anfängliche Wut könne zum Beispiel Traurigkeit verbergen, weil sich jemand weniger für uns interessiert oder uns schlechter behandelt, als wir uns das wünschen würden. »Wir sind vielleicht in Wahrheit traurig, weil wir uns von unserem Partner nicht oder nicht mehr geliebt fühlen, und deswegen macht uns ein bestimmtes Verhalten wütend. Oder hinter der Wut steckt ein Gefühl von Machtlosigkeit, weil wir einer Situation ausgeliefert sind.«

Vergeben für eine gesunde Welt

Das »Vaterunser« enthält als wichtigstes Gebet der Christen gegen Ende die Bitte »Vergib uns unsere Schuld, wie auch wir vergeben unseren Schuldigern«.

Der Philosoph Rudolf Burger hat daraus das elfte Gebot gemacht: »Du sollst vergeben«, sowohl im persönlichen Leben als auch im Großen, in der Politik.

Tatsächlich hat die europäische Geschichte dieses Gebot immer wieder praktiziert. So etwa kulminierte der 1648 geschlossene Westfälische Frieden, der den Dreißigjährigen Krieg in Deutschland und den Achtzigjährigen Unabhängigkeitskrieg der Niederlande beendete und das Machtgefüge Europas neu ordnete, in dem Satz: »Beidseits soll das ewige Vergeben in Erinnerung bleiben.«

Das Edikt von Nantes, das den calvinistischen Protestanten im katholischen Frankreich religiöse Toleranz und volle Bürgerrechte gewährte, formulierte Heinrich IV. so: »Die Erinnerung an das Geschehene soll eingeschläfert werden.« Und Ludwig XVIII., dessen Bruder unter der Guillotine starb, adressierte an die Königsmörder den berühmten Satz: »Die Ketten der Zeiten sind neu zu knüpfen.«

Das Gebot »Du sollst vergeben« entstand aus der griechischen Entdeckung des »Nicht Erinnerns«, aus dem sich das griechische Wort »Amnesie« herleitet. Das Christentum hat es weiterentwickelt und daraus ein »Du sollst vergeben« gemacht. Viel Leid ließe sich verhindern, wenn wir uns öfter an dieses Gebot erinnern würden, im Privaten, in den sozialen Medien, in den Leitmedien, aber auch in den großen Krisenherden unserer Zeit.

Es gab auch einmal einen Frieden, bei dem die Sieger die Bitte der Besiegten um Entschuldigung ablehnten und die Vergebung verweigerten. Es war der Friede von Versailles. Welche Katastrophen sich aus dieser »Vergebensverweigerung« ergaben, beschreibt der Philosoph Peter Sloterdijk in seinem Buch *Die schrecklichen Kinder der Neuzeit*. Der Nationalsozialismus und der Kommunismus sind darin verwurzelt. Das Nicht-Vergeben-Wollen, es macht nicht nur uns und unser Gehirn krank, sondern die ganze Welt.

Interessant ist auch, dass unter den drei großen abrahamitischen Religionen das Christentum die einzige ist, die Vergebung in ihrem spirituellen Sortiment führt. Im Programm des Judentums und des Islam fehlt sie. Dennoch fällt dieser entscheidende Unterschied unter die sich in unserer Gesellschaft mehrenden Denk- und Sprechverbote, und dies schon lange. Ich war selbst Zeuge eines Gespräches zwischen dem großen österreichischen Neurologen und Psychiater Viktor Frankl und dem Wiener Kardinal König, bei dem das Thema zur Sprache kam. Frankl, der in seinem Buch *Trotzdem Ja zum Leben sagen* schildert, wie er in vier verschiedenen Konzentrationslagern – darunter in Auschwitz – überlebt hat, erzählte König von den Anfeindungen, die er erlebte, wenn er den Versuch vorschlug, den Deutschen den Holocaust zu vergeben. Obwohl die Vergebung ein Auftrag des Christentums sei: einer, der es im Vergleich zu anderen Religionen auszeichne.

Die Weisheit des Alters hilft

Als kleinen Vorteil haben wir dabei, dass unsere Harmoniebereitschaft mit dem Alter wächst. Vielleicht liegt es daran, dass wir besser mit unseren Kräften haushalten müssen und weniger von ihnen für Reibereien verbrauchen wollen. Oder daran, dass unser Bewusstsein für unsere Endlichkeit steigt und wir unsere verbliebene Lebenszeit nicht mit Konflikten vergeuden wollen. Oder daran, dass wir bereits festgestellt haben, wie wenig Konflikte am Ende bringen. Oder aus einer Mischung aus allen drei Gründen.

Jedenfalls zeigen Untersuchungen zum Beispiel, dass langjährige Ehepaare Konflikte lieber meiden als austragen. Zudem entwickeln viele Menschen eine größere Toleranz für die Fehler anderer und konzentrieren sich auf das Positive in ihren sozialen Beziehungen.

Während jüngere Menschen oft noch die Konfrontation suchen, erkennen ältere, dass Harmonie mehr wert ist als der Sieg in einer Auseinandersetzung. Das Alter macht uns weise, könnten wir sagen, und wenn wir diese Weisheit bewusst leben, nützt das unserem Gehirn.

PUNKT 11

Essen Sie das Richtige zum richtigen Zeitpunkt

Gute Demenzprophylaxe ist immer eine Mischung aus mehreren Maßnahmen. Ernährung spielt dabei eine wichtige Rolle. Nicht zu viel und abends möglichst wenig oder gar nichts, das ist eine goldene, wenn auch schwer einzuhaltende Regel. Es folgen zwei Listen: eine Liste von Lebensmitteln, die Sie bevorzugen sollten, und eine Liste von solchen, die Sie meiden sollten. Plus eine Liste der Nahrungsergänzungsmittel samt ihrer Bewertung.

Elisabeth Gürtler erzählt. Als ich Helmuth Lohner – meinen zweiten Mann und die Liebe meines Lebens – kennenlernte, wusste ich: Er ist keiner, bei dem ich je dick werden darf. Er hätte kein Verständnis dafür gehabt. Ich ernährte mich deshalb extrem kalorienbewusst, und das behielt ich auch nach Helmuths Tod bei.

Es erfordert Disziplin und ich verstehe, wenn manche Menschen sie nicht immer aufbringen. Ich habe dabei einen Vorteil. Mein Vater hat viel Energie und Aufmerksamkeit investiert, um mir Disziplin beizubringen.

Das tat er zum Beispiel anhand von Pipsi, einem Wallach. In den Almen um Seefeld hatte ich mich in dieses wunderbare Pferd verliebt und wollte es unbedingt für mich haben. »Ja, gerne«, sagte mein Vater, »aber dafür musst du Vorzugsschülerin bleiben«.

Ich strengte mich an und blieb eine gute Schülerin. Ich kannte meinen Vater gut genug, um zu wissen, wie ernst er es meinte. Was bedeutete, dass ich Pipsi manche Wochenenden gar nicht reiten konnte, weil ich daheim in Wien lernen musste. Die Schule war mir wichtig: Ich musste meinen Vorzug halten, ansonsten hätte ich Pipsi bestimmt verloren. Daran hatte ich keinen Zweifel.

Disziplin auf diese Art zu lernen, hat Vor- und Nachteile. Meine eigenen Kinder habe ich anders erzogen. Ich wollte den Druck nicht an sie weitergeben. Sie führen gemeinsam mit meinen Schwiegerkindern die Sacher-Gruppe mit viel Umsicht, Leidenschaft und Professionalität, und es freut mich zu sehen, wie gut sie es machen.

Wenig und vernünftig

Ich esse, wie gesagt, noch immer wenig, aber inzwischen nicht nur Schokolade, sondern auch gesunde Sachen. Morgens gibt es ein Glas Karottensaft, zu Mittag etwas Gemüse oder Trauben mit Käse, und ich esse gerne Nüsse. Am Abend esse ich fast nichts oder gar nichts. Professor Huber nennt das intermittierendes Fasten, für mich ist es ein ganzjähriges Programm und Teil meiner normalen Ernährungsgewohnheiten.

Mein Namensgedächtnis hat sich durch meine Ernährungsumstellung weg vom Zucker nicht verbessert, aber immerhin auch nicht verschlechtert. Professor Huber jedenfalls lobt mich dafür.

Was die Wissenschaft sagt. Elisabeth Gürtler ist tatsächlich ein Vorbild in Sachen bescheidener Ernährung und sie ist nicht die Einzige. Haben Sie schon von Nicolas Berggruen gehört? Er macht sein Geld mit Investments in Branchen wie Immobilien, Medien, neue Technologien, erneuerbare Energien und Finanzdienstleistungen. Der Milliardär ist als Philanthrop bekannt, weil er sich mit Stiftungen und Thinktanks für Bildung, Philosophie und Politik engagiert.

Trotz seines enormen Vermögens lebt er minimalistisch, zog als »Obdachloser« eine Weile nur mit einer kleinen Reisetasche durch die Welt und folgt ungewöhnlichen Essgewohnheiten.

Teilnehmer an einem mehrstündigen Abendessen beobachteten, wie er die ganze Zeit über nichts aß und auch nichts trank. In einem Interview mit der deutschen Tageszeitung *DIE WELT* sagte er, er esse und trinke ausschließlich mittags. »Wer damit einmal angefangen hat, vermisst weder Frühstück noch Abendessen. Durst hat er auch nicht.«

Nur ein gebackener Apfel

Als ich zur Jahrtausendwende die heilsame Wirkung abendlicher Nahrungskarenz beschrieb und das Dinner-Cancelling zu propagieren anfing, war ich für das Thema schon sensibilisiert. Der Wiener Kardinal König, dem ich in meiner Jugend als Sekretär zur Seite stehen durfte, ließ – besonders an Tagen vor wichtigen Ereignissen oder Sitzungen – das Abendessen aus oder gönnte sich nur einen gebackenen Apfel. Er wurde 99 Jahre alt, bei geistiger Klarheit bis zuletzt.

Inzwischen weiß ich auch, dass das Intervallfasten, wie wir dieses spartanische Ernährungskonzept heute nennen, nicht jedermanns Sache ist und auch nicht sein kann. Zum Beispiel, weil manche Menschen mit leerem und andere mit vollem Magen gut schlafen. Wer mit leerem Magen nicht schlafen kann, wird von abendlichem Nahrungsverzicht eher Schlafmangel und all seine Folgen davontragen als positive Wirkungen für Körper und Geist.

Wer nicht der Typ für striktes Intervallfasten ist, sollte wissen, dass er nicht alleine ist. Eine Studie der University of Chicago aus dem Jahr 2017, als das Intervallfasten gerade boomte, zeigte, wie wenige Menschen eine solche Diät durchhalten. Konkret gaben 38 Prozent der Intervall-Fastenden frühzeitig auf. Bei den Studienteilnehmern, die regelmäßig, aber kalorienreduziert aßen, waren es nur 29 Prozent.

Fasten ohne fasten

Ich kenne jedenfalls wenige Menschen wie Elisabeth Gürtler, die das Intervallfasten konsequent durchhalten und dessen Vorteile – insbesondere die Unterstützung der nächtlichen Zellreinigung, der Autophagie – nützen können. Zum Glück gibt es inzwischen die bereits beschriebenen Kältebehandlungen und Wirkstoffe, die das auch ermöglichen. Wie immer Sie es schaffen, genug, aber nicht zu viel zu essen, wollen wir jedenfalls Ihnen überlassen, mit nochmaliger Betonung der Rolle von Übergewicht als Mitauslöser neurodegenerativer Erkrankungen.

Flavonoide und Omega-3-Fettsäuren

Wenden wir uns also dem Essen zu und damit der Frage, welche Lebensmittel uns bei unserem Vorhaben, stressfrei Demenzprophylaxe zu betreiben, nützlich sind. Hier ist unsere Top-Ten-Liste von Lebensmitteln, die unserem Gehirn guttun. Die wichtigsten Inhaltsstoffe, nach denen wir sie ausgewählt haben, sind Flavonoide und Omega-3-Fettsäuren.

Flavonoide unterstützen die Durchblutung und die Kommunikation zwischen Nervenzellen. Studien zeigen, dass sie die kognitive Leistung verbessern können. Der regelmäßige Verzehr von flavonoidreichen Lebensmitteln kann das Demenzrisiko um 28 Prozent senken.

Omega-3-Fettsäuren unterstützen ebenfalls die Gehirnfunktion und können Entzündungen reduzieren. Eine Meta-Analyse von 48 Langzeitstudien mit insgesamt 103 651 Teilnehmern zeigte, dass Omega-3-Fettsäuren das Risiko von Demenz und kognitivem Verfall um bis zu 20 Prozent verringern können.

Hier ist unsere Liste von Lebensmittel, die sich besonders für die Demenzprävention eignen.

Heidelbeeren. Sie enthalten neben besonders vielen Flavonoiden eine Menge Antioxidantien, die unsere Gehirnzellen vor Schäden durch freie Radikale schützen. Alle Beeren sowie Äpfel, Zwiebel, Grünkohl oder etwa dunkle Schokolade sind reich an Flavonoiden.

Dunkle Schokolade. Unter den Nahrungsmitteln, die reich an Flavonoiden sind, sei sie noch besonders hervorgehoben. Weil sie, wie die Heidelbeeren, zusätzlich besonders viele Antioxidantien enthält und weil sie damit nicht nur die Durchblutung im Gehirn und die Entwicklung neuer Nervenzellen unterstützen kann, sondern weil Kakao auch die Stimmung hebt.

Grüner Tee. Er entfaltet seine positive Wirkung auf das Gehirn dank der darin enthaltenen Catechine. Sie bilden eine Untergruppe der Flavonoide, gehören zu den Polyphenolen und sind sekundäre Pflanzenstoffe mit starken antioxidativen und entzündungshemmenden Eigenschaften. Catechine kommen besonders in grünem Tee, aber auch in anderen Lebensmitteln vor. Grüner Tee fördert auf diese Weise die Gedächtnisleistung und unterstützt die Konzentration. Außerdem enthält er L-Theanin, eine natürliche Aminosäure, die für geistige Klarheit sorgt.

Walnüsse. Sie liefern besonders viele Omega-3-Fettsäuren. Diese finden sich auch in fettreichem Fisch wie Lachs, Makrele, Hering und Sardinen, in Leinsamen und Leinöl oder etwa in Avocados. Das Vitamin E in Walnüssen schützt zudem vor oxidativem Stress.

Lachs. Unter den Nahrungsmitteln, die Omega-3-Fettsäuren enthalten, ist der Lachs besonders hervorzuheben. Er enthält viel DHA (Docosahexaensäure), eine besondere Omega-3-Fettsäure. Sie stärkt die Zellmembranen im Gehirn und verbessert die Signalübertragung. Ein Mangel wird mit einem erhöhten Demenzrisiko in Verbindung gebracht.

Brokkoli. Diese Kohl-Art unterstützt kognitive Funktionen mit Vitamin K und Antioxidantien. Dazu enthält Brokkoli die schwefelhaltige Verbindung Sulforaphan, die entzündungshemmend wirkt. Beim Brokkoli ist es vor allem diese Nährstoffkombination, die dazu beitragen kann, das Gehirn gesund zu halten.

Kurkuma. Das enthaltene Curcumin wirkt stark entzündungshemmend. Es kann Ablagerungen im Gehirn reduzieren, die mit Alzheimer in Verbindung stehen. Curcumin fördert außerdem die Durchblutung und schützt Nervenzellen vor Schäden. Ein regelmäßiger Konsum davon kann deshalb die geistige Leistungsfähigkeit unterstützen.

Olivenöl. Es enthält viele ungesättigte Fettsäuren und Polyphenole. Diese schützen das Gehirn vor oxidativem Stress. Studien zeigen, dass Olivenöl entzündungshemmend wirkt und die Gehirnfunktion fördern kann. Kaltgepresstes Öl besitzt die höchste Nährstoffdichte. Vorsicht ist trotzdem geboten, und zwar bei der Dosierung. Besonders als Teil der zu

Recht als gesund geltenden mediterranen Diät ist es beliebt. Was aber nicht bedeutet: je mehr, desto besser. Olivenöl bleibt bei all seinen Vorzügen gegenüber anderen Ölen und Fetten eine Kalorienbombe. Italiener zum Beispiel verwenden es regelmäßiger als Mitteleuropa, aber pro Mahlzeit viel weniger davon.

Eier. Sie liefern Cholin, das wichtig für die Bildung von Acetylcholin ist. Dieser Botenstoff spielt eine zentrale Rolle für Gedächtnis und Lernprozesse. Auch Innereien, fetter Fisch und Sojabohnen enthalten Acetylcholin. Eier enthalten zudem B-Vitamine, die Entzündungen reduzieren und das Gehirn unterstützen. Ein ausgewogener Konsum von Eiern kann deshalb die kognitive Gesundheit fördern.

Rote Bete (rote Rüben). Sie verbessert die Durchblutung und erhöht die Sauerstoffversorgung des Gehirns. Die enthaltenen Nitrate wirken gefäßerweiternd und unterstützen die geistige Leistungsfähigkeit. Rote Bete enthält auch Betain, das neuroprotektiv wirkt.

Das folgende Menü – zusammengestellt für uns vom Seefelder Hotelrestaurant – kombiniert Nährstoffe, die das Gehirn schützen und das Demenzrisiko senken können. Es enthält Omega-3-Fettsäuren, Flavonoide, Vitamin D und Antioxidantien, die nachweislich die kognitive Gesundheit unterstützen.

Vorspeise:

Rote-Bete-Salat mit Walnüssen und Ziegenkäse

Zutaten für zwei Personen:

- Zwei gekochte Rote Bete
- Eine Handvoll Walnüsse
- Fünfzig Gramm Ziegenkäse
- Ein Esslöffel Olivenöl
- Ein Teelöffel Balsamicoessig
- Ein Teelöffel Honig
- Salz und Pfeffer nach Geschmack
- Eine Handvoll Rucola

Zubereitung:

1. Rote Rüben (Rote Bete) in dünne Scheiben oder in kleine Würfel schneiden.
2. Walnüsse grob hacken und in einer Pfanne ohne Öl kurz anrösten.
3. Olivenöl, Balsamicoessig, Honig, Salz und Pfeffer zu einem Dressing verrühren.
4. Rote Rüben mit dem Dressing vermengen und auf Tellern anrichten.
5. Ziegenkäse in kleine Stücke brechen und zusammen mit den gerösteten Walnüssen über den Salat streuen.
6. Mit Rucola garnieren und servieren.

Hauptgericht:
Lachs mit Kurkuma-Brokkoli und Quinoa

Zutaten für zwei Personen:

- Zwei Lachsfilets (je rund 150 Gramm)
- Ein Teelöffel Olivenöl
- Ein Teelöffel Zitronensaft
- Salz und Pfeffer nach Geschmack
- Ein Handvoll Brokkoli
- Ein Teelöffel Kurkuma
- Hundert Gramm Quinoa
- 250 Milliliter Gemüsebrühe
- Ein Esslöffel Walnüsse (gehackt)

Zubereitung:

1. Quinoa in einem Sieb mit kaltem Wasser abspülen, dann mit der Gemüsebrühe in einem Topf zum Kochen bringen. Hitze reduzieren und etwa 15 Minuten köcheln lassen, bis die Flüssigkeit aufgenommen wurde.
2. Lachs mit Olivenöl, Zitronensaft, Salz und Pfeffer einreiben. In einer heißen Pfanne auf mittlerer Hitze von jeder Seite rund drei bis vier Minuten anbraten, bis er leicht knusprig ist.
3. Brokkoli in Röschen schneiden und in wenig Wasser oder im Dampf etwa fünf Minuten

bissfest garen. Danach mit Kurkuma bestreuen und gut vermengen.

4. Quinoa auf Teller verteilen, den Brokkoli daneben anrichten und den Lachs darauf legen. Mit gehackten Walnüssen bestreuen und servieren.

Dessert:
Dunkle-Schokolade-Heidelbeer-Mousse mit Grüntee-Note

Zutaten für zwei Personen:

- Fünfzig Gramm dunkle Schokolade (mindestens 85 Prozent Kakaoanteil)
- Ein Teelöffel Honig
- Hundert Gramm Heidelbeeren
- Hundert Milliliter ungesüßte Kokosmilch oder griechischer Joghurt
- Ein Teelöffel Matcha-Pulver oder fünfzig Milliliter starker grüner Tee

Zubereitung:

1. Schokolade in kleine Stücke brechen und über einem Wasserbad schmelzen.

2. Heidelbeeren mit einer Gabel leicht zerdrücken, sodass etwas Saft austritt.
3. Kokosmilch oder Joghurt mit Honig und Matcha-Pulver vermengen.
4. Geschmolzene Schokolade unterrühren, bis eine cremige Masse entsteht.
5. Heidelbeeren vorsichtig unterheben und die Mousse in kleine Gläser oder Schüsseln füllen.
6. Mindestens dreißig Minuten im Kühlschrank kühlen, dann servieren.

Guten Appetit!

Diese Lebensmittel sollten Sie vermeiden

Weißbrot. Es enthält raffinierte Kohlenhydrate, die den Blutzucker schnell ansteigen lassen. Ein hoher Blutzuckerspiegel kann Entzündungen im Gehirn fördern. Langfristig kann so das Risiko für kognitive Beeinträchtigungen steigen. Vollkornprodukte sind die bessere Alternative.

Zuckerhaltige Getränke. Sie enthalten große Mengen an Zucker, der zu Insulinresistenz führen kann. Diese Störung steht in Verbindung mit einem erhöhten Risiko für Alzheimer. Zucker fördert zudem

Entzündungen und oxidativen Stress im Gehirn. Wasser, ungesüßter Tee oder natürliche Fruchtgetränke sind bessere Alternativen.

Frittierte Lebensmittel. Beim Erhitzen von Fetten auf hohe Temperaturen entstehen schädliche Verbindungen. Diese sogenannten Transfette können Entzündungen verstärken und die Gehirnfunktion beeinträchtigen. Der regelmäßige Konsum steht mit einem erhöhten Demenzrisiko in Verbindung. Schonendes Garen oder Dämpfen erhält wertvolle Nährstoffe.

Wurstwaren. Sie enthalten viele gesättigte Fette, Salz und Zusatzstoffe. Der hohe Gehalt an Nitritpökelsalz kann oxidativen Stress und Entzündungen im Gehirn fördern. Der regelmäßige Konsum von stark verarbeiteten Fleischwaren steht mit kognitivem Verfall in Verbindung. Frische Alternativen wie mageres Geflügel oder pflanzliche Eiweißquellen sind vorteilhafter.

Margarine. Viele Sorten enthalten ebenfalls Transfette. Hochwertige Pflanzenöle wie Olivenöl oder Avocadoöl sind gesündere Alternativen.

Fertiggerichte. Sie können viele künstliche Zusatzstoffe, Zucker und ungesunde Fette enthalten. Diese Kombination kann Entzündungen im Körper und im

Gehirn verstärken. Langfristig steigt dadurch das Risiko für kognitive Beeinträchtigungen.

Alkohol. Er kann Nervenzellen schädigen und die Gedächtnisleistung beeinträchtigen. Ein hoher Konsum wird mit einem schnelleren kognitiven Abbau in Verbindung gebracht. Alkohol kann zudem die Durchblutung im Gehirn verschlechtern.

Künstliche Süßstoffe. Sie können die Darmflora negativ beeinflussen und Entzündungsprozesse begünstigen. Studien deuten darauf hin, dass sie den Stoffwechsel und die Gehirnfunktion stören können. Der regelmäßige Konsum steht im Verdacht, das Risiko für kognitive Beeinträchtigungen zu erhöhen. Natürliche Süßungsmittel wie Honig oder Datteln sind eine bessere Wahl.

Fertigsoßen. Sie enthalten wie Fertigprodukte insgesamt oft viel Zucker, Salz und künstliche Zusatzstoffe. Diese Stoffe können Entzündungen verstärken und die Gehirnfunktion negativ beeinflussen. Der hohe Salzgehalt kann zudem den Blutdruck erhöhen, was sich langfristig ungünstig auf die Durchblutung des Gehirns auswirkt. Selbstgemachte Soßen mit frischen Zutaten sind eine gesündere Alternative.

Pommes frites. Sie enthalten Transfette, Acrylamid und große Mengen an Salz. Diese Stoffe können oxidativen Stress und Entzündungen im Gehirn fördern. Kartoffeln aus dem Ofen oder gedämpftes Gemüse sind bessere Alternativen.

Nahrungsergänzungsmittel

Die Wirksamkeit von Nahrungsergänzungsmitteln in der Demenzprophylaxe ist noch nicht abschließend wissenschaftlich belegt. Zudem ist es ratsam, vor der Einnahme solcher Präparate einen Arzt zu konsultieren, um mögliche Wechselwirkungen oder Nebenwirkungen zu vermeiden. Grundsätzlich sind die folgenden Mittel beziehungsweise ihre Wirkstoffe empfohlen.

Vitamin D. Es unterstützt die Funktion des Gehirns und des Immunsystems. Ein Mangel dürfte mit einem erhöhten Risiko für kognitiven Verfall in Verbindung stehen. Vitamin D kann helfen, Entzündungsprozesse zu reduzieren und die Gehirnzellen zu schützen. Natürlich kommt es in fettem Fisch und Eiern vor.

Spermidin. Es stimuliert wahrscheinlich die Autophagie, also jenen Prozess, bei dem Zellen beschädigte Komponenten abbauen und recyceln. Die Autophagie unterstützt auch die Gesundheit der Nervenzellen und könnte dadurch neurodegenerativen Erkrankungen wie Demenz entgegenwirken. Studien an Mäusen zeigen positive Effekte auf die Gehirnfunktion.

Resveratrol. Dieser Pflanzenstoff wirkt als Antioxidans und schützt Gehirnzellen vor oxidativem Stress. Er kann entzündungshemmend wirken und die Durchblutung im Gehirn fördern. Zur Alzheimerprävention empfehlen einige Quellen eine tägliche Einnahme von 500 Milligramm Resveratrol, die sich schrittweise auf bis zu 2000 Milligramm erhöhen lässt.

Quercetin. Es handelt sich um ein Flavonoid mit antioxidativen Eigenschaften, das freie Radikale neutralisiert und Entzündungen hemmt. Diese Effekte könnten die Gehirngesundheit unterstützen. Quercetin kommt in Lebensmitteln wie Äpfeln, Zwiebeln und Beeren vor.

Vitamin E. Als Antioxidans schützt es die Zellen vor oxidativem Stress, der mit kognitivem Verfall in Verbindung steht. Einige Studien deuten darauf hin, dass eine tägliche Einnahme von 2000 IE (internationalen Einheiten) Vitamin E das Fortschreiten von Alzheimer verlangsamen könnte. Allerdings sollten Sie hohe Dosen nur unter ärztlicher Aufsicht einnehmen.

Omega-3-Fettsäuren. Wie oben beschrieben, kommen sie natürlich etwa in Walnüssen vor, es gibt sie aber auch als Nahrungsergänzungsmittel. Sie fördern die Fluidität der Zellmembranen und unterstützen entzündungshemmende Prozesse im Gehirn. Viele Ärzte empfehlen die tägliche Zufuhr von tausend Milligramm der Omega-3-Fettsäuren EPA (Eicosapentaensäure) und DHA zur Unterstützung der kognitiven Funktion.

Ginkgo biloba. Ginkgo-Extrakte sollen die Durchblutung des Gehirns verbessern und antioxidative Effekte haben. Eine tägliche Dosis von 240 Milligramm des standardisierten Extrakts EGb 761 kommt bei der Unterstützung der kognitiven Funktion zum Einsatz. Die wissenschaftliche Evidenz für seine Wirksamkeit ist noch nicht endgültig geklärt.

PUNKT 12

Frieren Sie

Kältebehandlungen haben eine lange Geschichte und der Gesundheitsbetrieb entdeckt sie gerade neu. Wie sinnvoll ist es, sich den kleinen Schocks auszusetzen, und was tun sie für unsere Demenzprophylaxe?

Elisabeth Gürtler erzählt. Ich spüre die eisige Luft auf meiner Haut. Minus 110 Grad Celsius. Mein Atem wird sichtbar. Ich trage Badesachen, dicke Socken und Handschuhe. Ein Stirnband schützt meine Ohren und ein leichter Mundschutz bedeckt meine Lippen. Allen Schmuck habe ich abgelegt, damit er nicht an mir festfriert.

Die Tür schließt sich hinter mir. Ein feiner Nebel schwebt im Raum. Meine Arme beginnen zu kribbeln. Ich bleibe in Bewegung. Mein Herz schlägt schneller und meine Muskeln spannen sich an. Die Kälte zieht durch meinen Körper, doch ich konzentriere mich auf meine Atmung.

Die Zeit vergeht langsam, doch ich gewöhne mich an die extreme Temperatur. Drei Minuten. Niemand darf länger bleiben. Mehr wäre nicht gesund. Die vor der Türe stehende Spa Mitarbeiterin öffnet und läßt mich heraus. Draußen spüre ich, wie sich meine Haut erwärmt, während ein angenehmes Prickeln meinen Körper durchströmt. Ich fühle mich wach und frisch.

Minus 110 Grad Celsius? Anfangs konnte ich mir das nicht vorstellen. Inzwischen ist die Kältekammer eines der Angebote meines Hotels, das ich selbst regelmäßig nutze. Sie gehört zum Programm für Demenzvorbeugung und zudem für Gäste, die bereits an ersten Demenzerscheinungen leiden.

Was die Wissenschaft sagt. Kälte zwingt den Körper, sich zu schützen. Er verbrennt mehr Fett, um genug

Energie zu erzeugen. Unser Herz schlägt schneller, um uns weiterhin gut zu versorgen. Unser Atem wird tiefer. Unsere Blutgefäße verengen sich, was den Blutfluss in den äußeren Bereichen des Körpers, in der Haut und in den Extremitäten reduziert. Das bedeutet weniger Wärmeabgabe an die Umgebung.

Findet dieser Prozess regelmäßig statt, profitieren wir davon auf mehrfache Weise. Zum Beispiel wandelt unser Körper dann allmählich weißes in braunes – also schlechtes in gutes Fett – um. Weißes Fett speichert Energie, sorgt für unerwünschte Rundungen am Bauch oder an den Hüften und kann Übergewicht und Krankheiten wie Diabetes auslösen. Braunes Fett verbrennt der Körper laufend, auch in Ruhe, um Energie zu erzeugen. Vor allem Babys sind damit ausgestattet, damit sie nicht so leicht auskühlen, aber auch Erwachsene verfügen noch über etwas davon.

Studien belegen, dass regelmäßige Kältebehandlungen bestimmte weiße Fettzellen zunächst in »beiges Fett« verwandeln, also in eine Zwischenform, die ebenfalls Wärme produzieren kann. Beiges Fett kann sich durch anhaltende regelmäßige Kälteeinwirkung weiter in braunes Fett verwandeln. Unser Fett verwandelt sich also vom überflüssigen Ballast in eine Wärmequelle, die wir ständig verbrauchen.

Kälte-Work-out für das Gehirn

Neben Herz, Lunge, Leber und Nieren gehört zu den Organen, die der Körper vor Kälteeinwirkung schützt, vor allem das Gehirn. Die kältebedingt bessere Durchblutung versorgt es mit mehr Sauerstoff und Nährstoffen, doch die positiven neuronalen Wirkungen von Kälte gehen weit darüber hinaus.

Um sich rasch an die Temperatur anzupassen, arbeitet das Gehirn auf Hochtouren. Es will uns in die Lage versetzen, rasch und konsequent zu handeln, um uns vor dem Erfrieren zu retten. Dafür setzt es Hormone und Botenstoffe frei, die uns wacher, schneller und auch glücklicher machen.

Zu diesen Stoffen gehören Adrenalin, das für einen Energieschub sorgt. Dazu kommt das Noradrenalin, das unseren Fokus verstärkt. Beide machen uns hellwach und sorgen dafür, dass wir uns konzentrieren können. Wir haben eine klare Aufgabe, unser Leben vor der Kälte zu retten. Alles andere ist jetzt nebensächlich.

Außerdem schüttet unser Gehirn Endorphine aus: als natürliches Schmerzmittel. Es sorgt dafür, dass wir uns gut und sogar leicht euphorisch fühlen, ähnlich wie nach dem Sport. Überhaupt passiert in einer Kältekammer ähnliches wie beim Sport, zum Beispiel bei einem Sprint.

Die Autophagie – also die Fähigkeit unserer Zellen zur Selbstreinigung – profitiert ebenfalls von regelmäßiger Kälteeinwirkung. So werden wir schädliche Proteinablagerungen im Gehirn leichter wieder los. Kälte ist neben dem Fasten unsere beste Möglichkeit, die Autophagie in Gang zu setzen und zu unterstützen.

Zudem verstärkt Kälte die körpereigene Produktion von Ketogenkörpern. Das sind wasserlösliche Moleküle, die in der Leber aus Fettsäuren entstehen, wenn der Körper wenig Glukose zur Verfügung hat, etwa während des Fastens, im Rahmen einer kohlenhydratarmen Ernährung oder bei intensivem Sport.

Unser Gehirn kann einen der wichtigsten Ketogenkörper, das sogenannte Beta-Hydroxybutyrat (BHB), als alternative Energiequelle nutzen. Im Vergleich zu Glukose erzeugt BHB weniger oxidative Belastung und kann neuroprotektive Effekte haben, indem es Entzündungen reduziert und die mitochondriale Funktion unterstützt. So kann BHB kognitive Funktionen verbessern und möglicherweise neurodegenerativen Erkrankungen vorbeugen. Das ist besonders relevant, weil Demenz häufig mit einem gestörten Glukosestoffwechsel im Gehirn assoziiert wird.

Kälte wirkt zudem gegen Entzündungen, indem auch sie die Produktion von entzündungshemmenden Zytokinen, deren Wert wir schon beim Kapitel zum Thema Schlaf kennengelernt haben, steigert.

Kältewelle in den sozialen Medien

Der japanische Arzt Dr. Toshima Yamaguchi erfand die Kältekammer für die sogenannte Ganzkörper-Kryotherapie in den späten 1970er-Jahren. Er wollte damit vor allem rheumatische Erkrankungen behandeln. Europäische Forscher entwickelten die Idee dann weiter. Heute kommen solche Kammern weltweit im medizinischen und sportlichen Kontext zum Einsatz.

Dank ihrer positiven Wirkungen in Bereichen wie Hautgesundheit, Schmerzlinderung und Stärkung des Immunsystems sind Kältebehandlungen wie auch das Eisbaden inzwischen Teil des Wellness-Mainstreams. So etwa wurde der niederländische Extremsportler Wim Hof mit seiner außergewöhnlichen Kälteanpassungsfähigkeit weltweit als »The Iceman« bekannt und viele folgten seinen Atem- und Kälte-Techniken, die er nicht ganz unbescheiden »Wim-Hof-Methode« nannte.

In den sozialen Medien ist die Cold Exposure Challenge populär, weil viele Nutzer die positive Wirkung auf ihre Psyche erkannt haben. Sie kann verschiedene Formen annehmen, je nach Dauer und Intensität. Ein typischer Ablauf könnte sein:

- in der *ersten Woche* jeden Tag dreißig Sekunden kalt duschen,
- in der *zweiten Woche* jeden Tag eine Minute lang,

- in der *dritten Woche* zwei Minuten oder ein kurzes, fünf bis zehn Grad Celsius kaltes Eisbad nehmen,
- in der *vierten Woche* täglich fünf Minuten Eisbaden oder drei Minuten in einer Kältekammer verbringen. Solche Kammern mit Temperaturen bis zu minus 150 Grad Celsius gibt es mittlerweile in vielen Wellnesscentern, Fitnessclubs und Spas.

Ein wertvoller Teil des Menschheitswissens

Die modernen Aspekte des Kältebooms täuschen darüber hinweg, dass sie uraltes Menschheitswissen neu interpretieren. Die alten Ägypter nutzten Kälte schon 2500 Jahre vor Christi Geburt zur Behandlung von Entzündungen und Schmerzen. Sie legten kalte Tücher oder Eis, das sie aus höheren Regionen beschafften, auf Wunden und Schwellungen, um die Heilung zu fördern.

Der Wanderarzt Hippokrates, der als Vater der modernen Medizin gilt, beschrieb die therapeutische Anwendung von kaltem Wasser zur Behandlung von Schmerzen und Blutungen. Im antiken Griechenland kamen Kaltwasserbäder und Wechselbäder als Teil der Heilkunst zum Einsatz. Die Spartaner nahmen kalte Flussbäder zur Abhärtung und Leistungssteigerung.

Auch die Traditionelle Chinesische Medizin (TCM), sibirische und schamanische Heilpraktiken oder etwa die japanische Samurai-Kultur nützten Kälteeinwirkung für die Erhaltung und Herstellung körperlicher und geistiger Gesundheit.

Der bayrisch-schwäbische Priester Sebastian Kneipp (1821 bis 1897) stellte bei seinen Kältebehandlungen im 19. Jahrhundert den ganzheitlichen Aspekt in den Mittelpunkt. Kneipp sah schon früh Stress, Nervosität und seelische Unruhe als Ursachen vieler körperlicher Beschwerden. Kaltes Wasser half seiner Meinung nach, das vegetative Nervensystem zu regulieren, was besonders bei Schlafstörungen, Angst und Überreizung positiv wirken sollte. Er empfahl kalte Armgüsse oder Teilbäder, um das Gedankenkarussell zu stoppen und zur inneren Ruhe zu kommen.

Kneipps Überzeugung, kaltes Wasser könne die Stimmung heben und Depressionen entgegenwirken, bestätigt sich zunehmend durch Studien. Heute wissen wir, dass es tatsächlich eine antidepressive Wirkung hat, wenn Kälteanwendungen Endorphine freisetzen und die Durchblutung im Gehirn anregen.

Schnell mal frieren

Der Einsatz von Kälteeinwirkung in der Demenzprophylaxe und -behandlung wird in den kommenden Jahren zweifellos zunehmen.

Täglich kalt duschen oder Eisbaden in Seen und Flüssen oder in der eigenen Badewanne mag immer wieder Überwindung kosten, aber ein Drei-Minuten-Besuch in einer Kältekammer in Badesachen, Haube und Socken ist machbar.

Besonders einfach werden Kältebehandlungen für alle, die dafür etwas tiefer in die Tasche greifen wollen. Sie können es mit einer Kältekammer für den Hausgebrauch versuchen. Es gibt elektrische Kältekammern für das Eigenheim, die Temperaturen von minus 85 bis minus 110 Grad Celsius schaffen. Sie gelten als sicherer als die Stickstoffkammern, die mit flüssigem Stickstoff arbeiten und bis zu minus 160 Grad Celsius schaffen. Elektrische Kältekammern kosten allerdings 20.000 bis 50.000 Euro, Stickstoff-Kammern 10.000 bis 30.000 Euro.

Während die elektrischen Varianten für die Ganzkörperbehandlung gebaut sind, bleibt bei den Stickstoffkammern der Kopf meist außerhalb der Kammer. Der Betrieb ist bei beiden nicht billig. Variante 1 verbraucht viel Strom, Variante 2 erfordert regelmäßig Stickstoff-Nachschub.

Einfachere Modelle, die mit gekühlter Luft oder Eis zu befüllen sind, schaffen meist nur Temperaturen von minus 20 bis 40 Grad Celsius und sind dafür auch bei der Anschaffung günstiger. Kältezelte und Eiskabinen kosten 2.000 bis 5.000 Euro.

PUNKT 13

Versuchen Sie nicht sportlich zu sein, wenn Sie keine Lust dazu haben

Können Sie Aufforderungen zum Sport auch schon nicht mehr hören? Vielen Menschen geht es so. Deshalb konzentrieren sich die Sozial- und die Präventiv-Medizin auf Möglichkeiten, Bewegung in den Alltag zu integrieren. Kniebeugen statt Raucherpausen im Büro? Auch dieses Konzept wird sich nicht durchsetzen. Wie können wir zwanglos Bewegung machen? Der Weg dorthin führt über die Selbstbeobachtung.

Elisabeth Gürtler erzählt. Zehn Minuten am Morgen, das ist der wichtigste Teil meines Bewegungsprogramms. Nach dem Aufstehen absolviere ich auf dem Laufband zunächst fünf Minuten mit 7,8 Stundenkilometern und dann fünf Minuten mit 8,3 Stundenkilometern. Davor wärme ich mich mit der im Kapitel über Krafttraining genannten Übung auf: Ich lege mich rücklings auf den Boden, hebe die Beine zehn Zentimeter an und überkreuze sie.

Ein spezieller Anzug sorgt am Laufband dafür, dass mein Körper von den zehn Minuten bestmöglich profitiert. Auf die Idee dafür hat mich die Firma *Easy-Motion* – insbesondere ihr Fitness-Coach Joachim Pötschger – gebracht, mit dem wir in Seefeld kooperieren. Pötschger, der schon Superstars wie Daniel Craig für Filme trainiert hat, bietet ein sogenanntes EMS-Training an. EMS kommt von Elektromuskelstimulation. Ein EMS-Anzug sendet während des Trainings mittels eines eingebauten Akkus elektrische Impulse an die Muskeln und verstärkt ihre Kontraktion. Er aktiviert auch tieferliegende Muskelschichten und steigert Kraft sowie Ausdauer in kurzer Zeit. Zusätzlich löst er Verspannungen, fördert die Durchblutung und beschleunigt die Regeneration.

Nach dem zehnminütigen Laufen richte ich mich hoch auf, weil mir eine gute Körperhaltung wichtig ist, und lasse meine Arme kreisen.

Etwas später gehe ich knapp eine Stunde mit meinem Hund spazieren, das muss sein. Er ist zwar absolut unerziehbar, ein Jack Russell Terrier, aber gerade das mag ich an ihm. Davor hatte ich einen Hund der gleichen Rasse. Nach ihm, und er ist schon alt, nehme ich mir keinen mehr. Womöglich würde er mich überleben, und das will ich ihm nicht antun. Die regelmäßigen Spaziergänge werde ich auch ohne Hund beibehalten. Die tun mir gut.

Was die Wissenschaft sagt. Wir Ärzte sind vorsichtig damit geworden, unseren Patienten mehr Bewegung und Sport ans Herz zu legen. Das Wort »Bewegung« geht gerade noch, aber »Sport« ist für viele zum Hasswort geworden. Denn wer hat inzwischen nicht verstanden, dass Sport gut für die Gesundheit ist und den meisten der weitverbreiteten Probleme wie Übergewicht, Diabetes, Herz-Kreislauf-Erkrankungen und Krebs vorbeugen kann?

Blockade als Gegenreaktion

Die meisten Menschen würden laut dem deutschen *Freizeit-Monitor 2024* gerne ihre Freizeit aktiver gestalten und mehr Sport betreiben, schaffen es aber nicht. Sie verbringen ihre Zeit häufiger mit Internetnutzung oder Fernsehen.

Jede weitere Aufforderung, es doch noch einmal mit Joggen, Radfahren, Schwimmen oder einer Teamsportart zu versuchen, kann da nerven. Wer Sport treibt, tut es ohnedies, und wer jetzt noch nicht damit angefangen hat, den bringt auch ein weiterer Aufruf nicht dazu.

Kollegen in der Wiener Klinik Penzing haben sich selbst verordnet, ihre Patienten nicht mehr zu Sport aufzufordern, weil sie erkannt haben, dass damit eher die Abwehr steigt. »Wenn Menschen gesünder werden und eine positivere Lebenseinstellung finden, kommt das Bedürfnis nach Bewegung und Sport oft ganz von selbst«, erzählt die Neurochirurgin und Psychiaterin Dr. Iris Zachenhofer. »Wenn wir Druck machen, steigt nur der Gegendruck und unsere Patienten bleiben erst recht auf dem Sofa.«

Alltägliche Bewegung

Dazu passt, dass die Sozial- und Präventivmedizin ihren Fokus zunehmend weg von Fitnesscentern, Laufstrecken und Hallenbädern und hin zur Integration von Bewegung in den Alltag richtet. Treppensteigen statt Rolltreppe, zu Fuß gehen statt U-Bahn-Fahren, Spazieren statt ins Kino gehen oder im Büro Kniebeugen statt Raucherpausen machen. Kniebeugen neben dem Schreibtisch? So richtig großraumbürotauglich ist das auch nicht. Wie also umgehen mit der Tatsache, dass unser Gehirn körperliche Bewegung nun einmal braucht?

Gehirn in Bewegung

Gründe dafür gibt es viele. Bewegung tut gleichzeitig viel von dem, was wir in den bisherigen Punkten schon kennengelernt haben. Sie liefert dem Gehirn dank besserer Durchblutung Sauerstoff und Nährstoffe, baut Cortisol ab, bewirkt Dopamin-Ausschüttungen, reguliert den Blutzuckerspiegel und fördert den Schlaf und damit die Selbstreinigung des Gehirns. Zudem unterstützt sie das Gleichgewichtsgefühl, was in Verbindung mit besser entwickelten Muskeln Stürze im Alter verhindern kann.

Trotzdem geben wir hier aus den oben genannten Gründen keine Empfehlung, mehr Sport zu betreiben. Wir geben vielmehr eine Empfehlung zur Selbstbeobachtung. Denn die kann uns helfen, die Kluft zwischen unserem Wunsch, uns mehr zu bewegen, und unserer tatsächlichen Freizeitgestaltung zu schließen.

Genussvoll bewegen

Es geht hier also nicht darum, endlich mehr Bewegung zu machen, sondern darum, Bewegung, die wir genießen können, in unser Leben zu integrieren. Durch Selbstbeobachtung erkennen wir, welche Form der Bewegung uns entgegenkommt und können anfangen, sie spielerisch in kleinen Schritten auszubauen.

Im Grunde geht es darum, unseren Körper als Teil von uns zu akzeptieren, ihn als solchen lieben oder zumindest wertschätzen zu lernen und uns dabei auf einer anderen als der geistigen und seelischen Ebene kennenzulernen.

Gehen Sie gerne zu Fuß? Vielleicht wären Wandern, Nordic Walking oder Stadtspaziergänge mit kleinen Aufgaben, etwa neue Orte zu entdecken, etwas für Sie. Löst gute Musik bei Ihnen ein Bewegungsbedürfnis aus? Dann könnten Tanzen oder Rhythmus-basierte Sportarten zu Ihnen passen. Oder Trommeln, das in seiner physischen Intensität sportliche Aspekte hat.

Bestimmt haben Sie das Muster schon verstanden. Fühlen Sie sich in der Natur wohl? Radfahren, Kajakfahren oder Gartenarbeit könnten Ihnen Bewegung bringen, die sich gar nicht wie Sport anfühlt.

Ja, genau, Gartenarbeit. Die Jugend belächelt es zu Unrecht, wenn ältere Menschen Gartenarbeit als körperliches Fitnessprogramm betrachten. Denn sie ist ein vielseitiges Ganzkörpertraining, das Kraft, Ausdauer und Beweglichkeit fördert. Graben, Heben und Umgraben stärken Arme, Schultern und Rücken. Das ständige Bücken und Strecken hält die Muskulatur flexibel, das Tragen von Gießkannen und Säcken beansprucht die Beinmuskulatur und den Gleichgewichtssinn, das Unkrautjäten und Pflanzen verbessert die Feinmotorik und Koordination und Rasenmähen und Harken bringen das Herz-Kreislauf-System in Schwung.

Der französische Impressionist Claude Monet etwa war ein leidenschaftlicher Gärtner und verbrachte viel Zeit mit körperlicher Arbeit in seinem Garten in Giverny, der ihm als Motiv für viele seiner Werke diente.

Mich hat immer beeindruckt, wie sich Andreas Khol in seiner Zeit als österreichischer Nationalratspräsident trotz seiner vielfältigen Aufgaben um seinen Garten kümmerte, die Rosen zeitgerecht und fachmännisch schnitt und sich an ihrem Gedeihen erfreute. Das Leben mit der Natur war offensichtlich für ihn ein Antistress-Medikament.

Lernen Sie sich durch Selbstbeobachtung also besser kennen, entdecken Sie dabei Ihre Bewegungsvorlieben und tun Sie einfach mehr von dem, was sich gut anfühlt. Der eigene Körper ist auch hier der beste Arzt. Sie finden bestimmt Möglichkeiten, die betreffenden Bewegungen vermehrt in Ihren Alltag zu integrieren. Seien Sie dabei offen für neue Varianten. Manchmal macht etwas, das so ähnlich ist, genauso viel Spaß.

Erforschung der Kindheit

Denken Sie auch darüber nach, welche Bewegung Sie als Kind besonders gerne gemacht haben. In der Kindheit bewegen wir uns oft ganz ohne Leistungsdruck, einfach, weil es uns Spaß macht. Diese Erinnerungen können Ihnen einen Hinweis dafür liefern, welche Art von Bewegung auch heute noch zu Ihnen passen würde.

Sind Sie als Kind gern geklettert? Es gibt auch Angebote für Seniorenklettern. Waren Sie ständig am Rennen und Toben? Dann könnten Sportarten mit viel Bewegung wie Badminton, Trampolinspringen oder Intervalltraining etwas für Sie sein. Sind Sie gerne Rad gefahren? Probieren Sie es aus (und kaufen Sie sich das neue coole Bike erst, nachdem Sie festgestellt haben, dass Sie dabei bleiben möchten). Hatten Sie immer einen Ball dabei? Vielleicht sollten Sie eine lockere Runde Volleyball, Tischtennis oder Basketball ausprobieren. Waren Sie ständig im Wasser? Schwimmen, Wassergymnastik oder Stand-up-Paddling könnten eine entspannte Art der Bewegung für Sie sein.

Große Vorbilder mit kleinen Bewegungsprogrammen

Wir müssen keine Sportler sein, um uns zu bewegen, das zeigen auch viele spannende Persönlichkeiten aus der Geschichte. Sigmund Freud, als Begründer der Psychoanalyse eher für seine Zigarren als für seine sportliche Betätigung bekannt, war ein begeisterter Wanderer. Er nutzte Spaziergänge, bei denen ihn oft Kollegen oder Patienten begleiteten, als Teil seiner therapeutischen Praxis und zur persönlichen Reflexion. War dem Mann bewusst, dass er dabei etwas für seine Demenzprophylaxe tat? Darauf kommt es nicht an. Gewirkt hat es in jedem Fall.

Gustav Mahler, Johann Wolfgang von Goethe, Friedrich Schiller, Ludwig van Beethoven, Vincent van Gogh oder etwa der einflussreiche Philosoph und Schriftsteller Jean-Jacques Rousseau waren ebenfalls bekannt für ihre Leidenschaft für lange Spaziergänge. Rousseau betrachtete das Gehen als essenzielle Tätigkeit für kreatives Denken und persönliche Freiheit. Auch das wussten übrigens schon die alten Griechen. So etwa philosophierte die Schule der Peripatetiker im Gehen und hoffte dadurch auf eine verbesserte Welteinsicht.

Der berühmte Dichter und Schriftsteller Heinrich Heine schwamm gerne. In seinen Reisebildern erwähnt er mehrfach seine Vorliebe für das Baden im Meer und schwärmte sowohl von körperlicher Erfrischung als auch geistiger Anregung, die es ihm bot.

Der österreichische Bundeskanzler Bruno Kreisky war ebenfalls ein begeisterter Schwimmer. Schwimmen war für ihn Ausgleich zu seinem politischen Alltag. Ähnlich der legendäre österreichische Journalist Hugo Portisch. In seiner Villa in der Toskana hatte er einen kleinen Indoor-Pool, den er bis zu seinem Tod mit 94 Jahren regelmäßig nutzte.

Marie Curie, die zweifache Nobelpreisträgerin und Pionierin der Radioaktivitätsforschung, unternahm in ihrer Freizeit gerne Radtouren. Was ihr dabei half, einen klaren Kopf zu bewahren, wie sie sagte, und ihr eine willkommene Abwechslung zu ihrer intensiven Forschungsarbeit bot. Auch der große Philosoph Peter Sloterdijk ist ein begeisterter Radfahrer, der stundenlang in seinem südfranzösischen Domizil unterwegs ist und möglicherweise dadurch zu seinen philosophischen Reflexionen gelangt.

Albert Einstein war ein Segler. Obwohl er der Archetyp des zerstreuten Professors war, fand er im Segeln eine Möglichkeit zur Entspannung und zum Nachdenken über komplexe wissenschaftliche Probleme.

Wolfgang Amadeus Mozart war bekannt für seine Liebe zum Tanz. Er nahm oft an Bällen teil und schätzte das Menuett und die deutsche Tanzmusik. Tanzen war für ihn eine Form der Geselligkeit und Freude.

Pablo Picasso wiederum nahm als Stierkampf-Enthusiast gelegentlich selbst an Amateur-Stierkämpfen teil.

Was könnte Ihr Ding sein? Lassen Sie es uns so sagen: Entdecken Sie sich neu und kommen Sie in den Kreis der Sportler, die keinen Sport betreiben. Sie werden sehen: Es tut gar nicht weh.

PUNKT 14

Seien Sie einsam, aber nur, wenn Sie es nicht sein müssen

Wie reagieren begnadete Socializer wie Elisabeth Gürtler, wenn sie hören, dass soziale Interaktion Demenz vorbeugt? Sie freuen sich darüber, das Richtige zu tun. Wie reagieren Eigenbrötler? Gar nicht, denn ihnen fehlt meist der Zugang zu anderen Menschen. Was können sie trotzdem tun? Und unter welchen Umständen kann Einsamkeit gerade in den späteren Jahren auch Vorteile haben?

Elisabeth Gürtler erzählt. Danke für das Lob, lieber Herr Professor! Tatsache ist, dass Socializing Teil des Jobs aller Touristiker ist. Wer in einem Hotel arbeitet, hat diese Gabe entweder mitgebracht oder entwickelt sie rasch, sonst wird man sich selbst nicht wohlfühlen. Ich liebe tatsächlich den Umgang mit anderen Menschen und das rettet mich, denn ich bin während der Arbeitszeiten kaum eine Minute allein.

Morgens nach dem Aufstehen und während meiner Spaziergänge liebe ich es allerdings, für mich zu sein. Eine gesunde Balance in diesem Bereich hält mich wach und jung, das spüre ich, und deshalb freue ich mich, wenn ich bei uns im Haus oder bei Veranstaltungen andere Menschen miteinander bekannt machen kann. Besonders, wenn mir im entscheidenden Moment der richtige Name einfällt.

Was die Wissenschaft sagt. »Ich begann nunmehr die Gesellschaft der Menschen zu entbehren und fühlte mich oft sehr niedergeschlagen, wenn ich bedachte, dass ich auf dieser einsamen Insel lebte, abgeschnitten von aller menschlichen Gesellschaft und jede Hoffnung auf Rückkehr schwand.« Das schrieb der amerikanische Schriftsteller Daniel Defoe in seinem 1719 erschienen Roman, Sie haben es erraten, *Robinson Crusoe.*

Die Weltliteratur ist voller Hinweise auf den Zusammenhang zwischen sozialen Beziehungen und geistiger Gesundheit. In der Erzählung *Der Fremde* von Albert Camus gerät deren Held Meursault durch seine Gleichgültigkeit gegenüber gesellschaftlichen Normen in die Isolation und geht unter. Anna Karenina, die titelgebende Hauptfigur in Leo Tolstois 1877 erschienenem Klassiker, erlebt eine Psychokrise, nachdem die Gesellschaft sie ausgeschlossen hat. Interessant ist auch George Orwells literarische Umsetzung des Themas in seinem visionären Roman *1984*. Dort zermürbt die Unterdrückung sozialer Interaktion durch das totalitäre System den Geist der Hauptfigur Winston Smith.

Demenzfalle Lockdown

Womit wir, auch wenn wir zum Glück noch nicht in einem totalitären Regime leben müssen, bei den Folgen der Lockdowns während der COVID-19-Pandemie für die Entwicklung von Demenz sind. Langzeitstudien stehen noch aus, doch vieles weist schon jetzt auf einen Zusammenhang hin. So etwa eine in der wissenschaftlichen Zeitschrift *Proceedings of the National Academy of Sciences (PNAS)* veröffentlichte Studie.

Ihre Ergebnisse belegten, dass die Gehirne von Jugendlichen während der Pandemie schneller alterten als erwartbar gewesen wäre. Besonders bei Mädchen zeigte sich laut der Biomedizinerin und Studienautorin Neva Corrigan von der University of Washington eine beschleunigte Ausdünnung der Großhirnrinde, was auf eine vorzeitige Reifung hindeutet.

Diese Veränderung könnte langfristig das Risiko für psychische Erkrankungen wie Demenz erhöhen. Laut den Forschern ist die stärkere Auswirkung auf weibliche Gehirne übrigens auf Unterschiede in der Bedeutung sozialer Interaktionen zurückzuführen.

Balsam für das Gehirn

Wir müssen aber nicht erst die genannten Langzeitstudien abwarten, um uns der Bedeutung sozialer Interaktion in der Demenzprophylaxe gewiss sein zu können. Der Zusammenhang ist einfach, leicht nachvollziehbar und vielfach beschrieben.

Soziale Interaktion hält das Gehirn aktiv und fördert Denkprozesse. Denn Gespräche erfordern Aufmerksamkeit und Reaktion. Der Austausch von Gedanken und Erinnerungen trainiert das Gedächtnis. Neue Informationen bereichern das Wissen und regen das Lernen an. Unterschiedliche Meinungen und Sichtweisen schulen das kritische Denken.

Zudem vermittelt Gemeinschaft das für die geistige und emotionale Stabilität wichtige Gefühl von Zugehörigkeit und Sicherheit. Menschen unterstützen sich gegenseitig und geben einander Halt. Gemeinsame Erlebnisse stärken das Wohlbefinden. Ein wohlmeinendes Umfeld schützt uns vor negativen Gefühlen.

Regelmäßiger Kontakt zu anderen Menschen fördert auch das Sprachvermögen. Worte zu finden und Sätze zu formen, fordern das Gehirn heraus. Mimik und Gestik wollen analysiert sein. Gespräche über vergangene Erlebnisse erhalten Erinnerungen lebendig. Das Verstehen und Merken von Namen und Fakten trainiert die geistige Flexibilität.

Aktivitäten mit anderen Menschen bringen zudem Abwechslung in den Alltag. Gesellschaftsspiele fordern logisches Denken. Gemeinsames Musizieren oder Singen fördert die Kreativität. Spaziergänge oder Sport in der Gruppe halten Körper und Geist in Bewegung.

Lachen und Humor, meist eine Begleiterscheinung positiver sozialer Begegnungen, verbessern die Stimmung und senken den Stress. Glückliche Momente mit anderen Menschen helfen, Sorgen und Ängste zu bewältigen. Ein fröhliches Umfeld wirkt wie Medizin für die Seele.

Viele Happy Ends

Die Weltliteratur ist nicht nur voller Beispiele dafür, wie Menschen mit sozialer Isolation zu kämpfen haben oder sogar daran zerbrechen, sie erzählt besonders gerne auch vom Gegenteil. Von Menschen also, die aus der Isolation zurück in die Gemeinschaft finden und dabei meistens glücklich werden.

Der zurückgezogen lebende Professor Henry Higgins aus George Bernard Shaws 1913 erschienenem Schauspiel *Pygmalion* ist ein brillanter, aber sozial ungeschickter Sprachwissenschaftler, der mit Eifer das Blumenmädchen Eliza Doolittle in eine feine Dame verwandeln will. Zunächst ist sie eine Figur in einem Projekt für ihn, doch im Laufe der Zeit entwickelt er eine emotionale Bindung zu ihr und erkennt, dass sein distanziertes Leben ohne soziale Wärme unvollständig bleibt. Schließlich öffnet er sich der Gesellschaft und entdeckt auf eine für ihn beglückende Weise seine menschliche Seite.

Auch Holden Caulfield, der eigenbrötlerische Ich-Erzähler aus J. D. Salingers *Der Fänger im Roggen*, lebt – entfremdet von der Gesellschaft – während eines großen Teils der Handlung isoliert und distanziert. Nach vielen einsamen und verlorenen Tagen voller Frustration und Zynismus erkennt er jedoch, dass es ihn nach menschlicher Nähe und Geborgenheit dürstet. Als er sich um seine kleine Schwester Phoebe kümmert, spürt er die Bedeutung von zwischenmenschlicher Verbindung und beginnt zu verstehen, dass er nicht allein durchs Leben gehen muss.

Weniger gut geht die Sache für den verbitterten und einsiedlerischen Jean-Baptiste Grenouille aus Patrick Süskinds Roman *Das Parfum* aus. Auch er verbringt Jahre seines Lebens in völliger Isolation. Er verachtet die Menschen und lebt nur für seine außergewöhnliche Fähigkeit, Düfte wahrzunehmen und zu manipulieren. Als er schließlich das perfekte Parfum findet und in die Gesellschaft zurückkehrt, erlebt er zum ersten Mal echte Bewunderung und Zuneigung. Er erkennt, wie stark ihn schon die ganze Zeit der Wunsch nach Liebe und Akzeptanz angetrieben hat. Seine Erkenntnis kommt allerdings zu spät und er findet ein tragisches Ende.

Schulterzucken bei Eigenbrötlern

Der Hinweis von Neurologen und Gerontologen auf die Bedeutung sozialer Interaktionen für die Demenzprophylaxe geht dennoch oft ins Leere. Soziale Menschen freuen sich, wenn sie ihn hören, weil sie das Richtige tun. Bloß brauchen sie keine extra Aufforderung dafür. Wer das »soziale Gen« in sich trägt und in seiner Kindheit und während der Pubertät, die hier besonders prägend ist, gelernt hat, es auszuleben, wird immer genug soziale Kontakte haben. Wenn diese Person Menschen durch Trennung oder Tod verliert oder in eine neue Stadt zieht, wird die Person rasch wieder von Freunden umgeben sein.

Für Menschen, die dieses Gen nicht in sich tragen, klingt dieser Hinweis eher so wie die Aufforderung zu mehr Sport für Unsportliche. Was sollen sie tun? Eigenbrötler haben meist Schwierigkeiten, sich zu öffnen, weil sie soziale Interaktionen als anstrengend, ungewohnt oder überfordernd empfinden. Der Schlüssel für sie liegt darin, schrittweise vorzugehen und sich anderen auf eine Art zu nähern, die sich für sie natürlich anfühlt.

Hier sind zehn von der Psychologie empfohlene sanfte Möglichkeiten, mit denen auch Eigenbrötler über ihre Grenzen gehen können.

1. **Kleine Interaktionen üben.** Fangen Sie mit kurzen, unverbindlichen Gesprächen an, etwa mit einem Kassierer, einem Nachbarn oder einer Kollegin, um die Hemmschwelle zu senken.
2. **Beobachten Sie Ihre Gedanken.** Viele Einzelgänger glauben, dass sie sozial ungeschickt sind, obwohl das nicht stimmt. Hinterfragen Sie diese Einstellung und versuchen Sie, sich selbst zu ermutigen.
3. **Nutzen Sie öffentliche Räume.** Tun Sie etwas, das Sie ohnehin gerne tun, aber in einer Umgebung, bei der Sie potenziell Begegnungen mit anderen Menschen haben. Lesen Sie zum Beispiel ein Buch in einem Park oder einem Café, statt damit daheim zu bleiben.
4. **Knüpfen Sie Online-Kontakte.** Wenn Ihnen der direkte Kontakt zu anderen Menschen schwerfällt, dann beginnen Sie mit Chats oder Foren, um langsam Vertrauen in Ihrem Austausch mit anderen Menschen zu entwickeln.
5. **Setzen Sie auf Einzelgespräche.** Statt sich gleich in eine Gruppe zu begeben, konzentrieren Sie sich darauf, einzelne Menschen kennenzulernen. Das ist meist einfacher und fühlt sich weniger überwältigend an.
6. **Bauen Sie verbindliche Routinen auf.** Besuchen Sie regelmäßig denselben Ort, ein Café, ein Fitnessstudio oder eine Bibliothek zum Beispiel, bis Ihnen Gesichter vertraut werden und sich wie von selbst Gespräche ergeben.

7. **Üben Sie mit Selbstgesprächen.** Tun Sie das einfach im Kopf oder vor dem Spiegel, um Hemmungen abzubauen und auf echte soziale Situationen vorbereitet zu sein.
8. **Hören Sie zu, statt zu sprechen.** Wenn Sie nicht wissen, was Sie sagen sollen, stellen Sie Fragen und hören Sie aktiv zu. Die meisten Menschen reden gerne über sich selbst.
9. **Erwarten Sie keine Perfektion.** Soziale Interaktion muss nicht perfekt sein. Es ist ganz normal, wenn Gespräche stocken oder unbeholfen wirken. Wichtig ist nur, dass Sie dranbleiben.
10. **Beziehen Sie einen vertrauten Menschen ein.** Falls es einen Menschen gibt, dem Sie sich zumindest schon ein wenig öffnen können, ein Familienmitglied oder ein alter Bekannter, dann nutzen Sie diese Beziehung als sicheren Ausgangspunkt, um Ihr soziales Netzwerk langsam zu erweitern.

Überfordern Sie sich nicht. Das ist die Botschaft. Mit der Zeit wird es sich für Sie natürlicher anfühlen, sich mit anderen Menschen zu verbinden.

Einsteins schöne Einsamkeit

All dies soll nicht bedeuten, dass wir Einsamkeit grundsätzlich meiden sollten, auch nicht im fortgeschrittenen Alter. »Ich lebe in jener Einsamkeit, die schmerzlich ist in der Jugend, aber köstlich in den

Jahren der Reife«, sagte einst das Physik- und Mathematik-Genie Albert Einstein.

In der Jugend, meinte er damit, hatte er sich oft einsam oder ausgeschlossen gefühlt, weil junge Menschen gewöhnlich ganz besonders nach Gemeinschaft, Anerkennung und Zugehörigkeit streben. Er hatte – als Sonderling wahrgenommen – den Brückenschlag zu den anderen Menschen nie recht geschafft und darunter gelitten.

Mit zunehmendem Alter entdeckte Einstein, dass ihm diese Einsamkeit – diese Zurückgezogenheit – auch etwas Wertvolles gab: Zeit und Raum für seine Überlegungen, für Reflexion und Kreativität. In den »Jahren der Reife« verwandelte sich seine Einsamkeit in eine bewusste und selbst gewählte. Nun ermöglichte sie ihm, sich von gesellschaftlichen Zwängen zu befreien und sich ganz seinen eigenen Interessen, Überlegungen und Forschungen zu widmen.

Der Kern dieses Buches

Es gibt einen Satz, in dem sich die Botschaften dieses Buches verdichten lassen, und einen berühmten Mann, der wie wenige andere für diesen Satz steht.

Wir können dieses Buch auf zwei Arten zusammenfassen. Auf eine erwartbare und auf eine, die uns vielleicht überrascht. Für die zweite müssen wir einen Schritt zurücktreten, um die 14 genannten Punkte aus einer anderen Perspektive zu betrachten. Aber fangen wir mit der erwartbaren an.

Das Fazit für den Geist

Demenzerkrankungen können genetische Dispositionen zugrunde liegen, doch unser Lebensstil spielt eine wesentliche Rolle. Bewegungsmangel, ungesunde Ernährung und soziale Isolation erhöhen das Risiko. Schlechter Schlaf und chronischer Stress verhindern, dass sich unser Gehirn selbst reinigt. Ein Leben mit eingefahrenen beruflichen Routinen trägt sein Übriges zur Entstehung neurodegenerativer Erkrankungen bei.

Die gute Nachricht ist, dass unser Gehirn unser Leben lang formbar bleibt. Es kann in jedem Alter neue Verbindungen entwickeln. Unsere moderne Lebensweise mit zunehmender Technisierung und Passivität – etwa durch Medienkonsum ohne eigene kreative Beteiligung – verhindert das. Doch wir können dagegen vorgehen, indem wir neugierig und in Bewegung bleiben, und uns geistig, emotional und sozial herausfordern.

Verordnete Programme zur Demenzprophylaxe helfen uns dabei kaum. Sie schaffen nur neue lästige Routinen, die mit neuem Stress einhergehen. Es kommt vielmehr darauf an, uns selbst kennenzulernen, zu akzeptieren, dass das Leben in jeder Phase Veränderung bedeutet, dass wir uns in jeder Phase neu erfinden müssen. Unsere Lebensfreude zu erhalten oder im liebevollen Umgang mit uns selbst wiederzufinden, ist eine der wichtigsten Voraussetzungen für erfolgreiche Demenzprophylaxe.

Das Fazit für die Seele

Treten wir aber nun gemeinsam einen Schritt zurück und betrachten wir die Hinweise, die wir diesem Buch entnehmen konnten, gleichsam von oben. So kommen wir zu der angekündigten zweiten, überraschenderen Zusammenfassung.

Wir sehen ein Muster, in das sich alle Empfehlungen dieses Buches fügen, ein größeres Ganzes, das wir als wichtigste Botschaft mitnehmen können. Als

Botschaft, aus der sich das ganze Buch mit allen 14 Punkten immer wieder neu ableiten lässt.

Besinnen wir uns der alten Werte und Tugenden und tragen wir sie mit Respekt vor der Welt und uns selbst in die Zukunft, um immer wieder neu darauf aufzubauen.

Das soll ein Plan für Demenzprophylaxe sein? Nehmen wir uns die Zeit, das etwas genauer durchzudenken.

Immer wieder ist es in diesem Buch um Bescheidenheit und die Freude an den kleinen Dingen im Leben gegangen. Um Mitgefühl und Dankbarkeit, und um Neugier, die wir als lebensbejahende Form von Respekt gegenüber der Schöpfung, deren Teil wir sind, betrachten können.

Um Bescheidenheit ging es unter anderem im Kapitel über das Essen. Beeren und Nüsse waren jahrtausendelang beliebte Höhepunkte unserer Ernährung, ehe uns die Lebensmittelindustrie mit Oreo-Keksen oder Müsliriegeln im wahrsten Sinn des Wortes den Kopf verdrehte. Um Mitgefühl und Dankbarkeit ging es in den Kapiteln über Empathie und soziale Interaktion, und um Neugier in jenen über das Reisen, und die Kunst, die Welt und uns selbst ständig neu zu erleben.

Die Wahrheit zu sagen und den Frieden zu suchen, das sind Aufträge des Christentums, und Meditation ist in seiner Wirkung auf uns und unser Gehirn nichts anderes als ein Gebet. Nie mit dem Aufhören anzufangen, ist eine Verneigung vor dem Wert des Lebens und der uns gegebenen Zeit, und uns zu bewegen oder dosiert der Kälte auszusetzen, können wir als einen für das menschliche Wachstum so wichtigen Akt der Selbstüberwindung einordnen.

Es stimmt schon. Uns der alten Werte und Tugenden zu besinnen und sie mit Respekt vor der Welt und uns selbst in die Zukunft zu tragen, um immer wieder neu darauf aufzubauen, scheint als Lebensgrundsatz aus der Zeit gefallen zu sein. Konsum und Selbstdarstellung als kapitalistische Dogmen scheinen alle Lebensbereiche durchdrungen zu haben.

Wir konsumieren nicht mehr nur Speisen, Getränke und Produkte unseres Bedarfes, wir konsumieren auch Informationen, statt uns in Gespräche zu vertiefen, wir konsumieren Beziehungen, statt sie zu führen, und wir konsumieren all die Dinge, für die unser Belohnungssystem Ausschüttungen von Glückshormonen bereithält, statt sie zu erleben. Reisen zum Beispiel. Wir entdecken nicht mehr die Welt, sondern lassen uns unterhalten, und wir stellen statt der Gemeinschaft unser Ego in den Mittelpunkt.

So ist die Welt nun einmal, denken wir, und wenn wir mithalten wollen, müssen wir dem entsprechen. Aber stimmt das wirklich? Gibt es nicht auch Vorbilder, die uns einen anderen Weg zeigen?

Der gute Milliardär

Diese Vorbilder sind zugegeben schwer zu finden, was aber nicht an ihrer geringen Zahl, sondern an ihrem mangelnden Hang zur Selbstdarstellung liegt. Bei genauerem Hinsehen finden wir sie überall, sogar in der schillernden Welt der Reichen und Schönen, in der Welt der Elon Musks, der Mark Zuckerburgs und der Bill Gates.

Die Rede soll hier von Warren Buffett sein, der laut dem bereits zitierten Wirtschaftsmagazin *Forbes* zum Zeitpunkt des Entstehens dieses Buches mit rund 150 Milliarden Doller Vermögen als siebtreichster Mensch der Welt galt. Inwiefern hat er sich auf die alten Werte und Tugenden besonnen, um sie mit Respekt vor der Welt und sich selbst in die Zukunft zu tragen und immer wieder neu darauf aufzubauen? Inwiefern ist der im Jahr 1930 geborene Investor, der jetzt – im Alter von 95 Jahren – noch immer sein sagenhaftes Finanzimperium steuert und die gesamte Branche und viele Menschen darüber hinaus inspiriert, ein Vorbild in der Demenzprophylaxe?

Buffett lebt angesichts seiner fantastischen Möglichkeiten recht bescheiden. Er zahlt sich selbst ein Jahresgehalt von 100.000 US-Dollar aus, bei einem durchschnittlichen amerikanischen Haushaltseinkommen im Jahr 2023 von 80.610 US-Dollar. Er wohnt nach wie vor in einem bescheidenen Haus in Omaha, das er 1958 für 31.500 US-Dollar gekauft hat. »Ich bin glücklich dort«, sagte er einmal. »Ich würde keinen einzigen zusätzlichen Dollar für mehr Häuser ausgeben, denn das würde mich nicht glücklicher machen.«

Für Autos bezahlt er auch nicht viel. Er kauft gerne Gebrauchtwagen, mit Vorliebe die abgelegten von Führungskräften von General Motors. Er gibt sein Geld lieber für wohltätige Zwecke statt für Luxusgüter aus und hat angekündigt, den Großteil seines Vermögens zu spenden.

Auf schillernden Partys ist er kaum zu sehen und teure Hobbys hat er auch keine. Er verbringt viel Zeit mit Lernen und Arbeiten, geht ab und zu spazieren oder absolviert eine gemütliche Runde Golf, wobei er immer betont hat, dass Sport nicht seine Sache ist. Er führt lange Gespräche mit Freunden, liest täglich mehrere Stunden Zeitungen, Bücher und Unternehmensberichte und spielt Bridge und Ukulele.

Als eines seiner liebsten Bücher nannte er mehrfach *Der große Gatsby* von F. Scott Fitzgerald. Es enthalte wichtige Botschaften über den American Dream und den Reichtum. Fitzgerald zeigt in dem Buch, dass dieser American Dream in einer Welt voller Korruption, sozialer Ungleichheit und materialistischer Gier oft scheitert: Reichtum allein bringt kein Glück, und wer der Vergangenheit nachjagt, wird enttäuscht.

Die Buffett-Methode

Buffett tastet mit seinem Gehirn beharrlich die Zukunft ab, um zu eruieren, was er heute tun muss, um morgen damit Erfolg zu haben. Denn er muss sich den radikalen Veränderungen, denen seine Branche wie kaum eine andere laufend unterliegt, nicht nur anpassen, er muss sie vorwegnehmen. Als Branchenguru gibt er sein Wissen und sein Können weiter. Die kognitiven Herausforderungen und die sozialen Interaktionen dieses Mannes bedürfen keiner weiteren Ausführung. Auch nicht die Leidenschaft, mit der er seinen Tätigkeiten nachgeht.

Trotz Buffetts exponierter gesellschaftlicher Rolle scheidet auch Stress als Risikofaktor für Demenz bei ihm aus. Denn Buffett ist bekannt für seine emotionale Stabilität und seine ruhige, optimistische Lebenseinstellung sowie für seine stoische Art, Krisen zu bewältigen.

Angst scheint ihm ebenfalls kaum zuzusetzen, nicht einmal die vor dem Tod. Er mache sich nicht allzu viele Sorgen über den Tod, sagte er einmal in einem Interview. Er habe sich mit dessen Unvermeidlichkeit abgefunden und Angst davor würde nichts ändern. Bisweilen pflegt er einen humorvollen Umgang damit, etwa indem er den Schauspieler und Regisseur Woody Allen zitiert. »Ich habe keine Angst vor dem Sterben, ich möchte bloß nicht dabei sein, wenn es passiert.« Er wünsche sich, dass er nicht als

Milliardär, sondern als anständiger Kerl in Erinnerung bleibe.

Angesichts der vielen Maßnahmen zur Demenzprophylaxe kann sich Buffett auch einige gar nicht vorbildliche Dinge leisten. Er behauptet zum Beispiel, gerne bei McDonald's zu essen, zum Beispiel Egg McMuffin, Cheeseburger oder Eis und andere Süßigkeiten, dazu Coca-Cola. Er scherzte einmal, dass er sich nach der Logik von Sterbetafeln ernähre: Die niedrigste Sterblichkeitsrate sei bei Kindern zu finden, deshalb esse er wie ein Kind. Gut möglich, dass diese Aussagen eher seinen Vermögenswerten als seiner tatsächlichen Ernährung geschuldet waren. Buffetts Investmentgesellschaft Berkshire Hathaway hielt in den 1990er-Jahren McDonald's-Aktien, verkaufte sie jedoch später.

Kommen wir damit zurück zu unserem Grundsatz, auf den wir uns in diesem letzten Kapitel geeinigt haben und der wohl dazu beiträgt, Buffetts Gehirn bis ins hohe Alter so leistungsfähig zu halten. Wir können diesen Satz, an Buffett Maß nehmend, auch etwas humorvoller formulieren:

Führen wir auch deshalb besser ein gutes Leben,
weil es uns sonst eines Tages auf den Kopf fällt.

Anhang

1. Fasten als Demenzprophylaxe.

Obwohl der gesundheitsfördernde Effekt des Fastens seit Jahrtausenden bekannt ist, haben sich erst in den vergangenen Jahrzehnten die wissenschaftlichen Arbeiten gemehrt, die auch einen klinischen Effekt durch »restriction of calories« zeigen. So wurde bereits im Jahr 2009 in einer Arbeit darauf hingewiesen, dass Kalorienrestriktion bei älteren Menschen das Gedächtnis signifikant verbessert. Im Jahr 2016 erschien eine Studie, die nach zwölfmonatiger Kalorienrestriktion eine deutliche Optimierung des verbalen Gedächtnisses und der exekutiven Erkenntnisfunktionen aufwies. Klinische Arbeiten, die die Kaloriendrosselung bei der Neurodegeneration sowie bei Morbus Parkinson und beim Morbus Alzheimer auf ihren klinischen Effekt untersuchen, laufen derzeit. Aber auch im Herz-Kreislauf-System, das ja auch mit dem Gehirn zusammenhängt, gibt es klinische Daten: So verringert das intermittierende Fasten inflammatorische Parameter, die für die Entstehung der Arteriosklerose verantwortlich sind.

Die sogenannte CALERIE-Studie konnte ebenfalls eindeutig beweisen, dass eine zwölfprozentige Reduktion der täglichen Nahrung zu einer hochsignifikanten Verbesserung der kardiovaskulären Gesundheit führt. Diese tritt bereits zwei bis vier Wochen nach dem Start des alternierenden Fastens auf. Auch die Onkologie führt derzeit klinische Arbeiten durch, beim Prostatakarzinom, beim Mammakarzinom und beim Glioblastom. Die bereits jetzt vorliegenden Daten weisen darauf hin, dass sich die klassische onkologische Therapie in der Effektivität verbessern lässt, wenn es gleichzeitig zu einer täglichen Reduktion der Nahrung kommt.

2. Autophagie.

Das Wort »Autophagie« bedeutet »sich selbst verzehrend«. Die Autophagie ist ein Recyclingsystem, bei dem alte Zellteile eingegrenzt und abgebaut werden, damit neues Zellmaterial daraus entsteht. Es geht also um Erneuerungsschritte, die unsere Zellen, aber auch unseren gesamten Körper – vor allem das Gehirn – jung halten. Im weiblichen Organismus gibt es mehr Regenerationskapazitäten als im männlichen: ein Grund dafür, warum Männer schneller altern. Männer recyclen ihr altes Gewebe weniger effektiv als Frauen. Vor allem die Menstruation, aber auch die Ovulation sind Autophagieprozesse, die mit der Menopause enden. Das könnte ein Grund dafür sein, warum Frauen in der zweiten Lebenshälfte häufiger an Demenz erkranken als Männer. Rund vierhundertmal kommt es in einem weiblichen Leben zur Menstruation, das heißt zur Abstoßung der Gebärmutterschleimhaut. Während sich das Einschmelzen von nicht ordentlich gefalteten Proteinen, lädierten Lipiden oder Mitochondrien im Kleinen abspielt, ist die Menstruation ein autophagozytotischer Prozess im Großen: Ganze Gewebeteile werden entsorgt und über eine dadurch entstehende Blutung aus der Gebärmutter eliminiert. Die Autophagie bleibt aber dadurch nicht auf die Gebärmutter beschränkt, sondern aktiviert sich in zahlreichen anderen Teilen des Körpers. Das macht auch verständlich, warum sich manche Frauen nach der Menstruation gereinigt fühlen. Die Reinigung betrifft allerdings nicht die Blutung als solche, sondern die Entfernung von altem Gewebe und das Ersetzen durch neues.

Noch ein weiterer Aspekt: Unser Blut ist deshalb rot, weil es reich an Eisen ist, das die Fähigkeit hat, Sauerstoff zu transportieren. Damit ist dieses Metall hochreaktiv und kann – trotz der segensreichen Wirkung des Sauerstofftransportes – auch Zellteile belasten. Viel spricht dafür, dass die monatliche Blutung und der damit verbundene Verlust des Eisens die Belastung des weiblichen Körpers reduzieren, die bei beiden Geschlechtern per se durch das Eisen gegeben ist.

Macht unser Gehirn mit Eisen eine Begegnung, so können manche Neuronen durch die Radikalwirkung dieses Metalls irritiert sein und die Autophagie aktivieren, die das Nervengewebe dann zu frühzeitig und zu stark auflöst. Das Östrogen hat primär eine antiphagozytäre Wirkung: Es verhindert, dass zu viele Nervengewebezellen nach dem ersten Kontakt mit Sauerstoff entsorgt werden. Der Eisprung hingegen – das Brennen des kleinen Loches in der Follikelwand – ist ein Autophagiemechanismus, der einerseits durch den Östrogenabfall unmittelbar vor der Ovulation, andersserseits durch den FSH-Anstieg aus der Hypophyse angeregt wird. Der FSH- und der LH-Peak bringen den Follikel zur Ruptur, und das mithilfe der Autophagie. Unklar ist, ob in der zweiten Lebenshälfte, wenn das FSH – also das follikelstimulierende Hormon – als

Zeichen der Menopause permanent hoch ist, ebenfalls zu schnelle und intensive Signale für die Selbstverdauung gegeben werden. Zusammengefasst kann man sagen: Das Östrogen schützt den Körper vor zu viel Autophagie. Allerdings gibt es zwei Fenster, Ovulation und Menstruation, in denen gezielt veralterte Zellen entfernt werden. Zu diesen Zeitpunkten sinkt das Östrogen kurz ab.

Zwei Mechanismen können unabhängig von den Hormonen bei beiden Geschlechtern den Recyclingprozess stimulieren: das Fasten und die Körperbewegung. Beide Lebensinterventionen sind dadurch auch lebensverlängernd, weil eben die Autophagozytose und damit die Selbsterneuerung angeregt werden.

Die Autophagozytose hat aber auch weitere Aufgaben: Die Embryogenese bildet nicht nur neues Gewebe, sondern in der Gebärmutter der Frau werden beim Heranwachsen des Embryos Gewebeteile eliminiert beziehungsweise abgebaut. So besitzen frühe Embryonen zwischen ihren Fingern noch Schwimmhäute, die allerdings entfernt werden müssen: Dies geschieht durch die Autophagozytose, aber auch die väterlichen Mitochondrien werden nach der Vereinigung von Ei und Samenzelle eliminiert. Denn nur die Mutter gibt die Kraftwerke an die Kinder weiter, nicht der Vater, dessen Sperma sehr wohl auch Mitochondrien besitzt, die aber nach der Verschmelzung mit der Eizelle zerstört werden müssen: Das besorgt der autophagozytotische Prozess.

Missgebildete Proteine, die bei der Regeneration entstehen, müssen erkannt und sofort eliminiert werden: Auch das besorgt der Selbsterneuerungsprozess des Körpers. Wenn Bakterien und Keime in unseren Körper gelangen, vom Immunsystem zerstört und dann entsorgt werden müssen, tritt die Autophagozytose auf den Plan, wobei sie genaues Maß zwischen eigenem Gewebe und bakteriellen Eindringlingen nehmen muss. Die Immunabwehr muss in Grenzen gehalten werden, da ansonsten eigenes Gewebe zerstört wird. Diese Prozesse, die bei jeder Entzündung stattfinden, sollen nach erfolgter Ausheilung abgebaut beziehungsweise eingebremst werden: Auch das ist Aufgabe der Recyclingprozesse. Findet dies im Gehirn nicht statt, kommt es zu einer »silent inflammation« und damit zur Demenz.

Im Rahmen des Alterungsprozesses nimmt die Fähigkeit, altes Gewebe zu eliminieren und neues aus den Bestandteilen zu machen, ab. Je früher diese Fähigkeit verloren geht, desto schneller altert der Körper. Vor allem das Herz und die Niere sind davon betroffen. Sammelt sich dort unbrauchbares Protein an, ohne entsorgt zu werden, so führt das zu einer Verschlechterung der funktionellen Aktivität. Neueste Erkenntnisse weisen darauf hin, dass auch das zentrale Nervensystem davon betroffen ist: Verbleiben bestimmte Abfallprodukte in den Nervenzellen, die nicht eliminiert werden können, so kann das zur Entwicklung von Morbus Alzheimer und Morbus Parkinson beitragen.

Auch beim Schutz vor bösartigen Erkrankungen ist die Autophagie von enormer Bedeutung, denn Krebszellen können auch als »alt« und zu gefährlich eingestuft und damit entsorgt werden. Das macht die Autophagie und schützt dadurch unseren Körper vor Krebs. Auf der anderen Seite gibt es jedoch bei diesem Mechanismus auch einen Pferdefuß: Denn Krebszellen können den wertvollen Prozess des Recyclings missbrauchen und gesundes Gewebe abbauen, damit Tumore ausreichend Nahrung bekommen. Deswegen sind das biologische Maß der Autophagie und ihre korrekte Regulierung von enormer Bedeutung. Und das gilt natürlich auch für das Gehirn.

3. Metformin.

In der ungeheuer großen Zahl der Stoffwechselvorgänge unseres Körpers gibt es einige, die für die »Jungerhaltung« unseres Körpers mit- beziehungsweise hauptverantwortlich sind. Dazu zählt die sogenannte AMP- aktivierte Proteinkinase (AMPK). Steigt sie an, beginnt sich unser Körper zu regenerieren. Angeregt wird sie auch durch in der Natur vorkommende Stoffe, etwa durch Biguanide, die mit dem Alkaloid Galegin verwandt sind, einem Inhaltsstoff der Geißraute (Galega officinalis). Diese Pflanze wurde über Jahrhunderte hinweg in der Volksmedizin zur Behandlung verschiedener Leiden eingesetzt. Unter anderem wirkt sie blutzuckersenkend.

Metformin ist ein Medikament aus der chemischen Gruppe der Biguanide und wirkt in der Leber der Bildung von Glukose entgegen. Gleichzeitig wird im Darm die Aufnahme von Glukose ins Blut reduziert, dafür aber die Verwertung in peripherem Gewebe (etwa Skelettmuskulatur und Fettzellen) gesteigert. Dadurch eignet sich Metformin hervorragend für die Behandlung von Diabetes. Da die Glukoseverwertung im Alter abnimmt und die Reduktion des Zuckers die Autophagie stimuliert, wird es auch als »Alterspräventivum« diskutiert und hier in einer Dosierung von fünfhundert bis tausend Milligramm eingesetzt.

Bei seinem Einsatz zur Prävention der Demenz gibt es allerdings widersprüchliche Daten: Einige

Beobachtungsstudien bei Typ-2-Diabetikern weisen tatsächlich darauf hin, dass die Metformin-Therapie mit einem geringeren Risiko für Demenz einhergeht. Andererseits erhöht Typ-2-Diabetes – eine Form von Diabetes mellitus – selbst die Häufigkeit, an Demenz zu erkranken. Insgesamt bleibt die Datenlage zum Nutzen von Metformin unklar. So konnten in einer großen koreanischen Fall-Kontroll-Studie die Wissenschaftler zwar bestätigen, dass für Diabetes-Patienten mit länger bestehender Erkrankungsdauer und bei Diabetikern mit einer Depression das Risiko, eine Alzheimer-Demenz zu entwickeln, deutlich erhöht ist. Überraschend ist aber: Die Anwendung von Metformin senkte das Risiko nicht, sondern war sogar mit einem erhöhten Auftreten einer Alzheimer-Demenz verbunden. Möglicherweise betrifft dies nur Diabetes-Patienten, da Metformin auch die Arbeit der Mitochondrien reduziert, die bei Diabetikern schon verlangsamt arbeiten.

Eine andere wissenschaftliche Arbeit konnte zeigen, dass sich durch eine Metformin-Dreier-Kombination die Immunsituation des Alterns deutlich verbesserte, bei gleichzeitiger Verabreichung von Metformin, Somatotropin und DHEA. Durch das DHEA (Dehydroepiandrosteron) und durch das somatotrope Hormon, das vor allem bei der nächtlichen Kalorienrestriktion vermehrt ausgeschüttet wird, kommt es zu einer Verbesserung der Immunsituation, vergleichbar mit der Immunsituation von

Supercentenarians (Menschen ab 110 Jahren), einem wichtigen Aspekt in der Altersprävention.

Um gleichzeitig die diabetogene Wirkung des Wachstumshormons zu unterbinden, wurde in der Studie simultan auch Metformin verabreicht. Sowohl das epigenetische Altern, das objektiviert werden konnte, als auch der Alterungsprozess des Immunsystems konnten damit verlangsamt werden. Bei längerer Metforminanwendung kann es aber zu einem Vitamin-B-Mangel kommen. Auch bei Alkoholkonsum während der Metformineinnahme ist Vorsicht geboten: In seltenen Fällen kann eine Laktatazidose entstehen.

4. Rapamycin.

Der oben erwähnten AMPK, die regeneriert und damit im weitesten Sinn auch verjüngt, steht der Stoffwechselweg TOR entgegen, der die Leistungen vieler Gewebe anregt und sie damit auch belastet. Eingebremst wird er durch Rapamycin, das im Wort »TOR« enthalten ist: »target of rapamycin«.

Rapamycin, auch Sirolimus (SRL) genannt, ist ebenfalls ein Produkt von Mutter Natur, nämlich des Streptomyces hygroscopicus, einer Bakterienart, die erstmals aus dem Boden der Insel Rapa Nui (Osterinsel) isoliert wurde. Deswegen auch der Name. Zum Einsatz kommt es als Immunsuppressivum nach Organtransplantationen. Da es aber der wirksamste mTOR-Inhibitor mit Makrolidstruktur ist, wird es in den vergangenen Jahren immer mehr als »Anti-Aging-Wirkstoff« und damit auch zur Prävention der Neurodemenz diskutiert.

Schon im Jahr 2009 konnte die Lebensspanne von Mäusen in einer klinischen Studie um 28 bis 38 Prozent gesteigert werden.

Rapamycin zeigt möglicherweise eine positive Wirkung gegen Symptome der Alzheimer-Krankheit, und zwar über den besagten TOR-Mechanismus. Beta-Amyloide aktivieren mTOR, während umgekehrt durch eine Rapamycin verursachte TOR-Hemmung Beta-Amyloid reduziert wird. Dies bestätigten chinesische Wissenschaftler. Im Jahr 2014 berichteten chinesische Wissenschaftler auch, dass eine mTOR-Blockade das Leben verlängern und die Entwicklung einer Alzheimer-Erkrankung verzögern könnte. Mit dem Einsatz von Rapamycin in der Alterforschung bleibt man deshalb zurückhaltend, weil es doch einen starken Eingriff in die Funktionen des Immunsystems bedeutet.

Ein Team von Wissenschaftlern unter der Leitung von Professor Dr. Linda Partridge, Direktorin am Max-Planck-Institut für die Biologie des Alterns in Köln, warf in *Nature Aging* die Frage auf, ob sich mit Rapamycin ein Anti-Aging-Effekt beim Menschen erzielen ließe, wenn es nur für kurze Zeit in niedriger Dosierung eingesetzt werden würde.

Die Erstautorin der Studie, Paula Juričić, PhD, äußert sich gegenüber dem Nachrichtenmagazin *Genetic Engineering & Biotechnology News*: »In den klinisch verwendeten Dosen kann Rapamycin unerwünschte Nebenwirkungen verursachen, die allerdings bei der Verwendung des Medikaments zur Vorbeugung gegen altersbedingte Defizite nicht auftreten müssen. Wir fanden heraus, wann und wie lange man Rapamycin geben muss, um Wirkungen zu erzielen, wie sie bei einer lebenslangen Behandlung beobachtet werden.«

5. Spermidin.

Spermidin gehört in die chemische Familie der Polyamine, die in der Evolution vor Erscheinen des tierischen Lebens wichtige Aufgaben übernahmen. Vor allem sind sie notwendig für die Anpassung an und Widerstandsfähigkeit gegenüber Kältestress. Bei abiotischem Stress, beispielsweise durch Salzgehalt, extreme Temperaturen, Paraquat oder Schwermetalle, steigt der Polyaminspiegel in Pflanzen an. Im Tierreich und im Menschen steuern Polyamine die epigenetische Codierung unseres Genoms. Sie sind positiv geladen und können daher mit negativ geladenen Phosphatresten der DNA interagieren. Dadurch stabilisieren sie die DNA im gefalteten Zustand, ermöglichen eine starke Kondensation und versetzen unsere Gene in einen »Ruhezustand«. Umgekehrt hemmen sie den Acetyl-Coenzym-A-Stoffwechselweg und beruhigen auch damit unsere Genomaktivitäten. Beide sind die gleichen Stoffwechselwege, die auch beim Fasten auftreten. Deshalb gehört Spermidin zu den »restriction of calories mimetica«, also zu Substanzen, die das Fasten vortäuschen und damit einen Anti-Aging-Weg entfalten.

Es gibt zahlreiche Hinweise, dass das auch im Sperma vorkommende Spermidin – deswegen ja auch der Name – protektive Aufgaben im Alterungsprozess erfüllt, die denen der unbestrittenen Nahrungskarenz ähnlich sind. Im Herz-Kreislauf-System scheint sich die Altersprävention zu bestätigen. Für die Prophylaxe der Neurodemenz gibt es Hinweise, allerdings wird die diesbezügliche Diskussion noch kontradiktorisch geführt.

Da Polyamine in noch ungeklärter Weise an der Entstehung maligner Zellen beteiligt sind, wird überlegt, ob man Spermidin dem Körper so anbieten soll, dass dieser selbst an der intestinalen Bildung beziehungsweise Prozessierung beteiligt bleibt. Ein eleganter Weg ist der Konsum von Nattō, einer japanischen Nationalspeise. Zur Herstellung werden die Bohnen gekocht und anschließend durch Einwirkung des Bakteriums Bacillus subtilis ssp. natto fermentiert. Dadurch bildet sich ein fädenziehender Schleim, der für den mitteleuropäischen Gaumen allerdings gewöhnungsbedürftig ist. Fünzig bis hundert Gramm pro Tag heben nach einigen Wochen den endogenen Spermidingehalt des Körpers effektiv an.

Bei der traditionellen Herstellungsmethode werden die gekochten Bohnen anschließend in Reisstroh gewickelt. Das auf dem Stroh vorkommende Bakterium Bacillus subtilis ssp. natto startet daraufhin einen Fermentationsprozess.

Neben Polyglutaminsäuren wird bei diesem Vorgang eine sehr hohe Menge an Vitamin K2 gebildet: Mit 880 µg je hundert Gramm gehört Nattō zu den Lebensmitteln mit den höchsten Anteilen an diesem Vitamin. Es wurde nachgewiesen, dass die Konzentration des Vitamins während der Fermentation um das 124-Fache steigt. Weitere wichtige Inhaltsstoffe, die bei der Fermentation von Nattō entstehen, sind Vitamine des B-Komplexes, Nattōkinase und Dipicolinsäure.

Den Darmbakterien kommt bei der endogenen Bildung von Spermidin eine besondere Rolle zu. In ihrer »verjüngenden« Funktion sind sie in der Lage, Spermidin selbst herzustellen, wenn die Aminosäure Arginin auf die intestinalen Milchsäurebakterien trifft. Aber auch die Zibetfrucht ist eine »Präkursor«-Pflanze, aus der im Darm Spermidin gebildet werden kann. Einen synergistischen Effekt entwickelt Spermidin, wenn es gleichzeitig mit Resveratrol eingenommen wird. Dadurch wird die Senolyse alter Zellen stärker angeregt.

Interessanterweise verstärkt auch Koffein die Spermidinwirkung: Wir könnten demnach das uns nicht gerade mundende Nattō gemeinsam mit Kaffee verzehren und damit zwei Fliegen mit einer Klappe schlagen. Nattō schmeckt etwas besser und seine Wirkung verstärkt sich.

Spermidin verbessert zudem direkt die Bildung und Funktion von Gedächtnislymphozyten, ähnlich wie dies von anderen Autophagie-Induktoren wie Rapamycin oder Metformin bekannt ist.

Unser Immunsystem befreit uns nicht nur von Bakterien und Viren, sondern auch von alternden Zellen. Die sogenannte Senolyse ist ein immunologischer Prozess, in den auch Metformin eingreift. Die

T-Zellen-Funktion nimmt mit zunehmendem Alter ab, was mit einer beeinträchtigten Autophagie einhergeht, die in Zellen älterer Menschen beobachtet werden kann. Bei alten Mäusen werden die CD8+T-Zell-Reaktionen auf eine Grippeimpfung durch orale Spermidin-Behandlung autophagieabhängig wiederhergestellt: ein Aspekt, der in Zukunft noch mehr Aufmerksamkeit erhalten wird, da Spermidin auch die Autophagie von COVID-19 infizierten Zellen beschleunigt. So konnten Virologen der Charité Berlin um Christian Drosten zeigen, dass humane Lungenzellen, die mit SARS-CoV-2 infiziert wurden, verminderte Autophagie betrieben. Zudem waren die Spermidin-Level in diesen Zellen deutlich vermindert. Durch die Gabe von Spermidin konnte schließlich auf die Infektion Einfluss genommen werden. Die Viruslast war nach Gabe der körpereigenen Substanz um 85 Prozent reduziert.

6. Hormone und Gehirn.

Der Hippocampus – das kleine Seepferdchen – ist eine interessante Region mitten im Gehirn. Dort befindet sich eine extrem wichtige Schaltstelle. Der Zeitregulator, der für uns einerseits das Vergehen der Zeit dokumentiert, ist andererseits – und das passt in gewisser Weise dazu – auch der Sitz des Gedächtnisses. Frauen haben einen besonders gut ausgeprägten Hippocampus und verfügen deswegen auch über eine bessere Gedächtnisfähigkeit als Männer. Aber auch die Zugangsgeschwindigkeit zum richtigen Wort ist bei Frauen scheinbar schneller. Da wird nicht lange um Worte gerungen, die passende Replik ist prompt da. Umso auffallender ist es, dass viele Frauen in der Lebensmitte über ein Nachlassen der Gedächtnisfunktion klagen: Sie müssen sich alles aufschreiben und vergessen trotzdem vieles. Deswegen untersuchten Forscher mittels MRT (Magnetresonanztomographie) die Gehirne von Frauen, die mit Beginn der Menopause plötzlich Gedächtnisprobleme bekamen, und fanden dabei Erstaunliches: Je niedriger der Östrogenspiegel war, umso mehr Gedächtnisprobleme traten auf und umso kleiner wurde der Hippocampus. Führte man aber Östrogene zu, konnte man fast zusehen, wie der Hippocampus wieder an Größe gewann. Das Östrogen ist offensichtlich ein Schutzhormon im Alterungsprozess des Gehirns.

Aber auch das Progesteron, das zweite Haupthormon der Eierstöcke, schützt das weibliche Gehirn:

dies sogar anatomisch, indem es die Myelinscheiden – die Verpackung der Nerven – immer wieder erneuert.

Schädelhirntraumata sind ein furchtbares Erlebnis für alle: die Betroffenen selbst und ihre Angehörigen. Ereignete sich so ein Unfall in der zweiten Zyklushälfte, also zwischen Eisprung und Blutung, in einem Zeitintervall, in dem der weibliche Körper normalerweise über ein hohes Progesteronlevel verfügt, so waren laut einer Studie die Heilungschancen viel höher, als wenn sich der Unfall während der Menstruation oder in der ersten Zyklushälfte ereignete. Die Heilung und die Regeneration des Gehirns nach einem so schweren Trauma dauern normalerweise sehr lange, aber in dieser Studie konnte eindeutig ein Vorteil bei jenen Frauen aufgezeigt werden, deren Unfall sich in der Progesteronphase ereignete.

Die Forscher begaben sich damals auf Detailsuche, warum dem so ist, und stießen auf den endokrinen Zusammenhang, der auch in der Studie angeführt wird. Es scheint tatsächlich die Wirkung des Progesterons zu sein, das die Regeneration des Gehirns über den Aufbau der Myelinscheiden induzierte.

Aber auch durch einen weiteren Mechanismus greifen die Eierstockhormone in die Denkleistung ein: Je mehr Kalzium in die Nervenzellen einströmt, umso höher ist die Leistung und umso besser ist die Merkfähigkeit. Bewirkt ein Sinnesreiz diesen Kalziumeinstrom und wird er mehrmals aktiviert, dann kommt es zu einem häufigeren und schließlich auch selbständigen Kalziumeinstrom, was ein wichtiger Schritt in der Gedächtnisentstehung ist. Östrogene vermehren nicht nur das Acetylcholin, den Helferstoff der Nerven, sondern regeln auch diesen Kalziumeinstrom, indem sie die sogenannten NMDA-Rezeptoren (N-Methyl-D-Aspartat) anregen.

Östrogene und Kalzium hängen zusammen: Beide haben in verschiedenen Organen eine zentrale Rolle inne, so auch beim Gedächtnis und in den Knochen. Daher war es nicht verwunderlich, dass die Knochendichte von einer wissenschaftlichen Arbeitsgruppe mit der verbalen Gedächtnisleistung in Zusammenhang gebracht wurde. »Alzheimer oder Demenz vorbeugen sollten Frauen deshalb bereits im mittleren Alter«, rät Dr. Lisa Mosconi. In ihrem Buch *Das weibliche Gehirn* gibt sie Tipps für den gehirngesunden Alltag: etwa viel pflanzliche Ernährung, genügend Bewegung und ausreichend Schlaf. Und sie wünscht sich, dass sich in Zukunft mehr Neurologen für den Hormonhaushalt ihrer Patientinnen interessieren.

Laut dem österreichischen Sozialministerium sind auch in Österreich zwei Drittel der an Demenz erkrankten Personen weiblich.

7. Genetische und Gender-Unterschiede der Neurodemenz.

Frauen haben rund tausend Gene mehr als ihre männlichen Artgenossen, was durch die beiden großen X-Chromosome erklärt ist, die Männer allerdings nur in einfacher Ausführung besitzen. Deswegen treten zahlreiche Gene im weiblichen Geschlecht doppelt auf. Zwar ist ein Teil dieser Gene ruhiggestellt, sie können sich aber trotzdem immer wieder zu Wort melden und spielen in der Immunabwehr, aber auch im Gehirnstoffwechsel eine wichtige Rolle. Das weibliche Geschlecht kann sich deshalb besser als das männliche gegen Infektionen zur Wehr setzen, neigt aber andererseits zu mehr Autoimmunerkrankungen. Ähnlich ist es im Gehirn: Auf diesem X-Chromosom sitzen auch Gene, die einerseits die Hirnleistung verbessern, andererseits aber das weibliche Gehirn auch vulnerabler machen. Das ist einer der Gründe, warum Frauen in der zweiten Lebenshälfte anfälliger für Neurodemenz werden.

Momentan wird darüber intensiv geforscht. Eine Studie von Michael Belloy markiert einen bedeutenden Fortschritt im Verständnis der geschlechtsbiologischen Mechanismen, indem sie die erste groß angelegte X-chromosomenweite Assoziationsstudie (XWAS) zur Alzheimer-Demenz ist. Belloy und Konsorten führten eine Fall-Kontroll-Metaanalyse durch und verwendeten dabei genetische Daten aus einer Vielzahl von Kohorten. Ihre Analyse, die über

1,15 Millionen Teilnehmer umfasste, identifizierte sechs Genorte mit X-chromosomweiter Signifikanz (p-Wert $< 1 \times 10-5$), von denen vier einen kausalen Zusammenhang zum Alzheimer-Risiko aufwiesen.

Die synergistische Rolle des X-Chromosoms mit einem genetischen Polymorphsimus – nämlich mit dem APOEε4 – wird derzeit besonders aktuell, da APOEε4 das Risiko für die Entwicklung einer Alzheimer-Demenz erhöht und bei Frauen im Vergleich zu männlichen Trägern erhöhte Tau-Werte aufweist. Während der geschlechtsspezifische Einfluss von APOEε4 auf das Alzheimer-Risiko in der Vergangenheit schon oft diskutiert wurde, wird die Bedeutung des X-Chromosoms für die Entstehung der Neurodemenz erst in der letzten Zeit immer deutlicher.

8. Zucker und Neurodemenz.

Unser Gehirn ist auf Kohlenhydrate – auf Zucker – angewiesen, die seine Leistung ermöglichen. Daher kümmern sich auch Östrogene darum, dass ausreichend Zucker in Neuronen transportiert wird, um diese zu Höchstleistungen zu konditionieren. Parallel zum Östrogenspiegel steigt der Glukosestoffwechsel im Gehirn. Während des Eisprungs findet man dort die höchste Zuckerverwertung. In dieser Phase ist das Östrogen auch am höchsten.

Hierbei erweist sich das weibliche Östrogen wieder als wunderbarer Assistent. Es öffnet die Schleusen: Kohlenhydrate gelangen so in das Zellinnere, wo sie über die Mitochondrien in Energie umgewandelt werden.

Der häufigste Vertreter in der großen Familie der Kohlenhydrate ist Glukose, ein Zuckermolekül, das in zahlreichen Pflanzen vorkommt und durch Fotosynthese sowie die Kraft des Lichtes entsteht. Zur Verwertung in den Zellen muss es markiert und mit einem Phosphatrest verbunden werden. Das dafür notwendige Enzym heißt Hexokinase und wird vom Östrogen angeregt.

So verbleibt der Kohlenhydrat-Anteil im Zellinneren, kann dort weiter prozessiert und in Zell-Energie umgesetzt werden. Damit steigt das Aktionspotenzial des Gehirns. Gleichzeitig sinkt die Verweildauer von Glukose im Blut, ein weiterer unglaublich wichtiger Aspekt des Östrogens, denn es senkt den Blutzuckerspiegel. Östrogene wirken somit auch antidiabetogen.

Zahlreiche wissenschaftliche Arbeiten bestätigen, dass die Wahrscheinlichkeit, an Diabetes 2 zu erkranken, sowohl durch Sport als auch durch das Eierstockmolekül Östrogen verringert oder verlangsamt wird. Gehirnscan-Untersuchungen deuten darauf hin, dass Glukose-Stoffwechselerkrankungen Schlüsselspieler in der Demenzpathologie sind.

Auf der Jahrestagung der *Society for Neuroscience* im Jahr 2020 präsentierten mehrere Forschungsteams Daten zu Mechanismen, die den Energiestoffwechsel des Gehirns bei der Alzheimer-Krankheit behindern können und möglicherweise zum kognitiven Verfall beitragen. Gleichzeitig erkundeten klinische Forscher Möglichkeiten, Demenz mit Medikamenten und Lebensstilmodifikationen zu verlangsamen oder zu verhindern, die typischerweise für Stoffwechselstörungen wie Diabetes oder Fettleibigkeit verschrieben werden. Diese Untersuchungslinien haben neue Dringlichkeit angenommen, da mehrere Amyloid-Targeting-Therapien für die Alzheimer-Krankheit in klinischen Studien gescheitert sind, was zu Fragen führt, ob die sogenannte Amyloid-Hypothese fehlerhaft ist.

»Wir beginnen zu verstehen, wie der Glukosestoffwechsel des Gehirns eher ein kausaler Akteur in der Krankheit und ein veränderbarer Spieler sein könnte«, sagt Shannon Macauley, PhD, Assistenzprofessorin am Alzheimer's Disease Research Center an der Wake Forest School of Medicine in Winston-Salem, North Carolina.

Ob es durch die GLP-1-Medikamente (Glucagonlike Peptide), die derzeit zur Gewichtsreduktion eingesetzt werden, auch zur Verringerung der Neurodemenz kommen könnte, ist derzeit ein heißdiskutiertes Thema in der Wissenschaft. Durch die dabei erzielte Gewichtsabnahme sinken zweifellos chronische Entzündungsreaktionen, wie man sie häufig bei übergewichtigen Menschen findet, die zu einer Belastung des Hirnstoffwechsels führen.

Andererseits erhöhen die GLP-1-Behandlungen die Insulinfreisetzung, was möglicherweise einen ungünstigen Einfluss auf Alterungsprozesse – auch auf die des Gehirns – haben.

Denn die Insulinresistenz ist nicht die Ursache, sondern eher die Folge einer zu hohen Insulinfreisetzung aus der Bauchspeicheldrüse. Daher verringert der Körper die Insulinempfindlichkeit, um die Zellen vor einer Überflutung mit Zucker zu schützen. Dies bedeutet, dass auch eine indirekte Insulinbehandlung für Patienten mit Alterszucker ein zweischneidiges Schwert oder sogar schädlich ist. Es gibt in der Tat Indizien, die eine solche Annahme stützen. So gelingt es über eine direkte oder indirekte Insulintherapie zwar, den hohen Blutzuckergehalt von Personen mit Typ-2-Diabetes in den Normbereich zu senken. Das erhöhte Infarktrisiko der Betroffenen lässt sich hiermit allerdings nicht verringern. Zu diesem enttäuschenden Ergebnis kam unlängst eine große wissenschaftliche Studie. Eine Erklärung für das Versagen der Insulintherapie haben Forscher um Charalambos Antoniades von der britischen Oxford University kürzlich in *Science Translational Medicine* vorgelegt. Wie die Erkenntnisse der Wissenschaftler nahelegen, fördern hohe Insulinmengen die Ausbildung von Infarkten und anderen atherosklerotischen Gefäßleiden, indem sie die Funktion des Blutgefäße schützenden Hormons Stickoxid beeinträchtigen und außerdem zur Anreicherung aggressiver Sauerstoffradikale in der Blutgefäßwand führen.

9. Geschmacksverstärker.

Sie sind nicht giftig, aber sie führen uns unnötig in Versuchung. Der Geschmackssinn prüft die aufgenommene Nahrung und teilt sie in vier Gruppen: Der saure und der bittere Geschmack sollen uns vor unreifen, vergorenen und giftigen Nahrungsmitteln schützen. Die Geschmacksqualitäten salzig und süß beurteilen den wichtigen Mineralgehalt unserer Speisen sowie deren Zusammensetzung aus Kohlenhydraten, Eiweißen und Fetten.

Der Geschmackssinn Umami ermöglicht, proteinhaltige Nahrungsquellen zu identifizieren. Darüber hinaus wird die Intensität des Umami-Geschmacks von Glutaminsäure durch die Purine Inosinmonophosphat (IMP) und Guanosinmonophosphat (GMP) erheblich verstärkt.

Unser Geschmackssinn hat zunächst die Aufgabe, uns vor schädlichen Nährstoffen zu schützen. Wahrscheinlich besitzt er die geniale Eigenschaft, unseren Appetit auf Stoffe, die der Körper gerade benötigt, zu steigern: ein Phänomen, das aus dem Tierreich bekannt ist, wo zum Beispiel Primaten Pflanzen zu essen beginnen, die sie sonst nicht konsumieren, die aber bei einer vorhandenen Infektion antimykotisch oder antibiotisch wirken.

Durch Geschmacksverstärker täuschen wir einerseits einen nicht vorhandenen Bedarf vor, was zu Hyperphagie und Gewichtszunahme führt. Andererseits bedienen sich Geschmacksverstärker auch körpereigener Neutrotransmitter (wie Glutamat), die den Appetit verstärken.

Verständlicherweise ist die Nahrungsmittelindustrie bestrebt, ihren Umsatz durch Verwendung dieser Stoffe zu steigern. Der wirkliche Nachteil besteht aber darin, dass eine unnötige Gewichtszunahme die Folge ist, die den Hirnstoffwechsel nachteilig beeinflusst.

Ob die Verwendung besagter Neurotransmitter auch neuronale Störungen hervorrufen kann, wird derzeit diskutiert.

10. Blut-Hirn-Schranke.
Für die Gesundheit des Gehirns ist die Überwachung notwendig, welche Stoffe aus dem Blut passieren dürfen und welche nicht.

Die Hormone der Eierstöcke und auch des Hodens besitzen einen Passierschein und dürfen von den Keimzellen direkt in das Gehirn, wo sie sogar weiter prozessiert werden. So werden an das Estradiol sogenannte Hydroxylgruppen angehängt, was die Eigenschaft des Hormons etwas verändern und an die jeweilige Zyklusphase anpassen kann. So gibt es im Gehirn während der Menstruation andere Östrogenmetabolite als während des Eisprungs: ein Thema, das momentan intensiv beforscht wird.

Auch das Progesteron gelangt direkt durch die Blut-Schranke in das Gehirn und wird dort in anderen Verbindungen weiterverarbeitet, um einerseits das Gehirn zu schützen und andererseits die psychische Belastung bei Stress zu reduzieren.

Im Laufe des Alterungsprozesses wird diese Blut-Hirn-Schranke undicht und lässt auch entzündungsauslösende Stoffe durch: Der Alterungsprozess des Gehirns wird dadurch beschleunigt. Sportliche Aktivitäten und Fasten halten die Blut-Hirn-Schranke fit. Nikotin, zu viel Zucker, Lebensmittelzusätze und Metalle schaden hingegen der Blut-Hirn-Schranke.

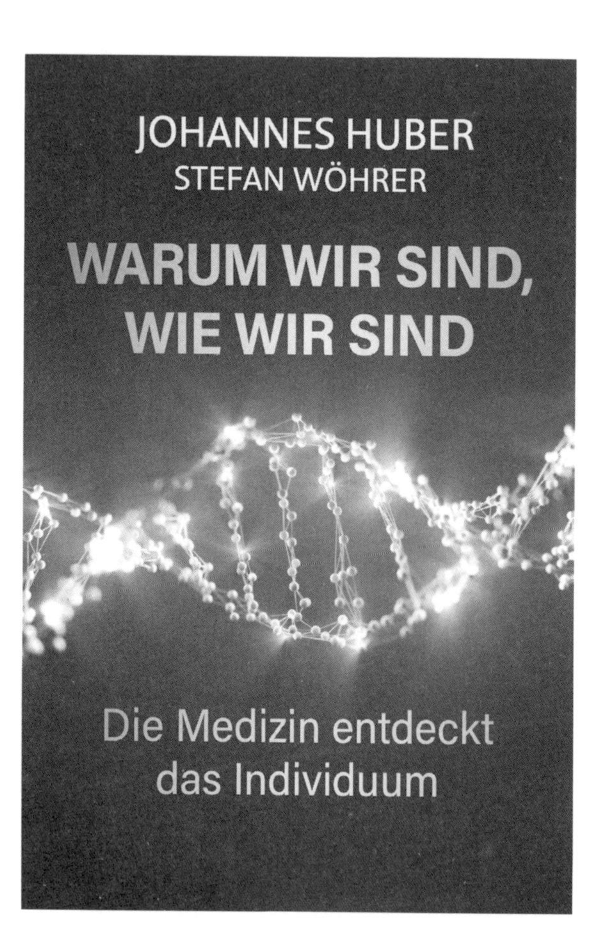
JOHANNES HUBER
STEFAN WÖHRER
WARUM WIR SIND,
WIE WIR SIND
Die Medizin entdeckt
das Individuum

edition a

DR. MANUELA MACEDONIA

WELLNESS FÜR DAS GEHIRN

Wie wir unserem Gehirn Gutes tun, unser psychisches Wohlbefinden steigern und unsere kognitiven Fähigkeiten stärken

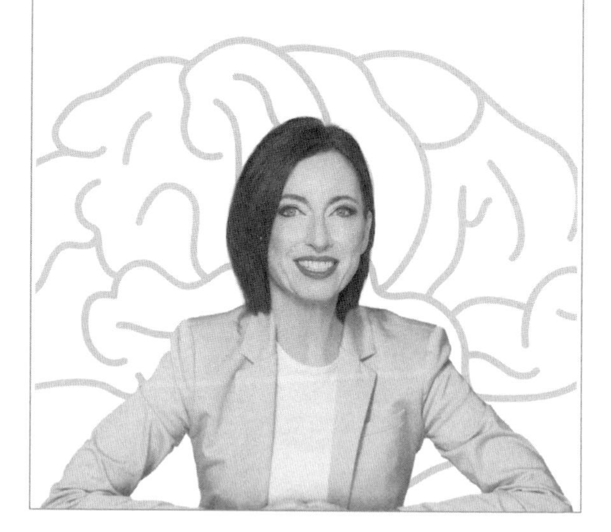

Dr. Manuela Macedonia
Wellness für das Gehirn
Wie wir unserem Gehirn Gutes tun, unser psychisches Wohlbefinden steigern und unsere kognitiven Fähigkeiten stärken

Spa-Angebote für unseren Körper gibt es viele. Aber wie geht Wellness für das Gehirn? Dr. Manuela Macedonia zeigt verständlich und unterhaltsam den Zusammenhang zwischen gesunder Psyche und kognitiven Fähigkeiten. So bleiben wir auch in stressigen Zeiten psychisch stabil und behalten einen klaren Kopf.

208 Seiten, 25 €
ISBN: 978-3-99001-716-6